VANESSA KAISER

Schilddrüsen unterfunktion

Inhalt

Kleine Drüse, große Wirkung

Willkommen zu diesem umfassenden Ratgeber, der sich der Schilddrüsenunterfunktion und den vielfältigen Aspekten, die sie in Ihrem Leben beeinflussen kann, widmet. Wenn Sie sich jemals gefragt haben, wie diese kleine Drüse in Ihrem Hals eine so große Rolle in Ihrem Wohlbefinden spielen kann, dann sind Sie hier genau richtig.

Sie beginnen mit den Grundlagen: Was ist eigentlich eine Schilddrüsenunterfunktion und wie wird sie diagnostiziert? Nicht nur die wissenschaftlichen Aspekte werden beleuchtet, sondern auch die verschiedenen Diagnoseverfahren, die Ärzte anwenden, um den Zustand Ihrer Schilddrüse zu beurteilen. Dabei werden auch die konventionellen und alternativen Behandlungsmethoden vorgestellt, die Ihnen zur Verfügung stehen. Denn die Medizin ist nicht die einzige Antwort; es gibt eine Vielzahl von ergänzenden Naturheilverfahren, die Ihre Therapie unterstützen können.

Aber dieses Buch geht weit über die medizinische Dimension hinaus. Es bietet konkrete Werkzeuge für den Alltag, um besser mit den Herausforderungen einer Schilddrüsenunterfunktion umzugehen. Durch Selbstmanagement, von Zeitmanagement bis hin zur Stressbewältigung, lässt sich das Leben optimieren. Dabei wird besonderer Wert auf die Rolle der Ernährung und der Bewegung gelegt, zwei Schlüsselkomponenten, die oft unterschätzt werden, wenn es um die Schilddrüsengesundheit geht.

Vielleicht fragen Sie sich, wie all diese Informationen in den Alltag integriert werden können. Dafür wurde der 30-Tage-Plan entwickelt, der hilft, die Theorie in die Praxis umzusetzen. Jede Woche hat einen anderen Schwerpunkt, von der Ernährung bis zur Stressreduktion, und bietet tägliche Übungen und Reflexionen.

Dieses Buch ist mehr als nur ein Ratgeber; es ist ein umfassender Begleiter, der dazu befähigt, aktiv an der eigenen Gesundheit und am Wohlbefinden zu arbeiten. Also lassen Sie uns beginnen. Es wartet eine Fülle von Erkenntnissen und praktischen Tipps darauf, entdeckt zu werden.

Unter der Lupe: Schilddrüsenunterfunktion

Die Schilddrüse ist ein schmetterlingsförmiges Organ, das sich vorne an Ihrem Hals befindet. Sie ist weit mehr als nur ein weiteres Organ in Ihrem Körper. Sie ist das Kontrollzentrum für viele Ihrer körperlichen Funktionen, insbesondere für Ihren Stoffwechsel. Dieses kleine Organ hat die Fähigkeit, Ihre Energie, Ihre Stimmung und sogar Ihr Gewicht zu beeinflussen.

In der heutigen Zeit, in der Stress, unausgewogene Ernährung und Umweltfaktoren allgegenwärtig sind, ist die Schilddrüsenunterfunktion zu einer häufigen Erkrankung geworden. Tatsächlich wird geschätzt, dass in der Gesamtbevölkerung etwa 1 % an einer manifesten Schilddrüsenunterfunktion leidet. Bei Personen über 60 Jahren steigt dieser Wert sogar auf 1 bis 2 %. Viele Menschen sind sich ihrer Erkrankung nicht bewusst und führen ihre Symptome oft auf andere Ursachen zurück, wie Alter, Stress oder einfach nur das Leben im Allgemeinen.

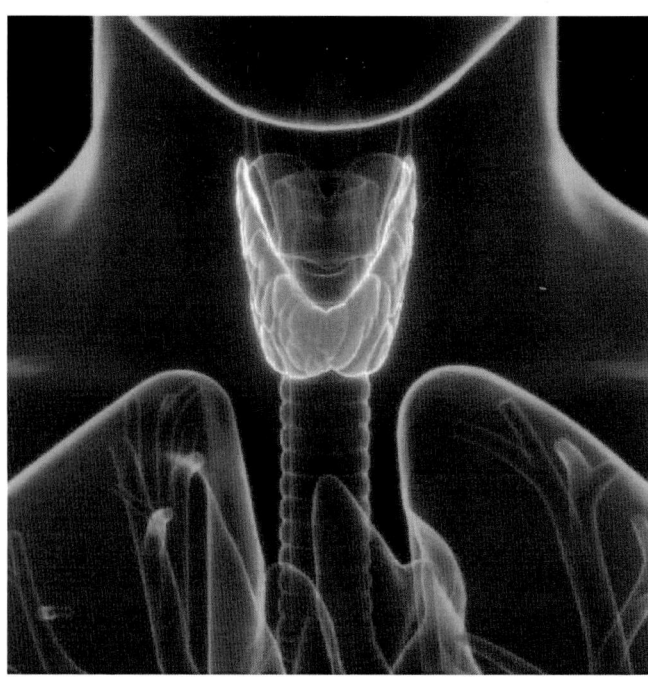

Die Symptome einer Schilddrüsenunterfunktion können vielfältig sein und reichen von Müdigkeit und Gewichtszunahme bis hin zu Depressionen und Gedächtnisproblemen. Doch mit dem richtigen Wissen und Verständnis können Sie die Zeichen erkennen und die notwendigen Schritte unternehmen, um Ihre Gesundheit wieder ins Gleichgewicht zu bringen.

Das Verständnis dieser Erkrankung ist der Schlüssel zur Wiedererlangung Ihrer Gesundheit und Lebensqualität. Mit den Informationen in diesem Kapitel werden Sie besser darauf vorbereitet sein, proaktiv zu handeln, sich besser um Ihre Gesundheit zu kümmern und eine höhere Lebensqualität zu erreichen.

DEFINITION UND URSACHEN

Die Schilddrüsenunterfunktion, in der Medizin als Hypothyreose bekannt, ist ein Zustand, der seit Jahrhunderten dokumentiert ist, obwohl die genauen Mechanismen und Behandlungen erst in den letzten Jahrzehnten verstanden wurden. Historisch gesehen wurden Symptome, die wir heute mit einer Schilddrüsenunterfunktion in Verbindung bringen, oft missverstanden oder auf andere Krankheiten oder Zustände zurückgeführt.

Eine Hypothyreose tritt auf, wenn die Schilddrüse nicht genügend Schilddrüsenhormone produziert. Diese Hormone, insbesondere Thyroxin (T4) und Trijodthyronin (T3), sind für die Regulierung des Stoffwechsels unerlässlich. Sie beeinflussen alles, von unserer Energie und Körpertemperatur bis hin zur Funktion unserer Organe.

Eine der Hauptursachen für die Hypothyreose ist die Hashimoto-Thyreoiditis. Es handelt sich um eine Autoimmunerkrankung, bei der das körpereigene Immunsystem fälschlicherweise die Schilddrüse angreift und ihre Fähigkeit zur Hormonproduktion beeinträchtigt. Die genauen Ursachen für diese Autoimmunreaktion sind noch nicht vollständig verstanden, aber genetische Faktoren, Umweltfaktoren und sogar einige Viren könnten eine Rolle spielen.

Neben der Hashimoto-Thyreoiditis gibt es andere Faktoren, die zu einer Hypothyreose führen können:

Behandlung mit radioaktivem Jod

Dies ist eine gängige Behandlung für Menschen mit einer Schilddrüsenüberfunktion oder Schilddrüsenkrebs. Das Ziel ist es, die überaktive Schilddrüse zu verlangsamen, aber in einigen Fällen kann dies dazu führen, dass sie zu wenig Hormone produziert.

Medikamente

Einige Medikamente, insbesondere solche zur Behandlung von Herzkrankheiten, psychiatrischen Erkrankungen und Krebs, können die Schilddrüsenfunktion beeinträchtigen.

Chirurgische Eingriffe an der Schilddrüse

Wenn ein Teil oder die gesamte Schilddrüse aufgrund von Krebs, Knoten oder anderen Erkrankungen entfernt wird, kann dies zu einer Hypothyreose führen.

Häufige Symptome

Die Symptome einer Schilddrüsenunterfunktion sind oft so subtil und allgegenwärtig, dass sie im Trubel des Alltags leicht übersehen werden. Stellen Sie sich vor, Sie fühlen sich ständig müde, aber Sie schieben es auf den stressigen Job oder die schlaflosen Nächte. Oder Sie bemerken eine leichte Gewichtszunahme und denken, es könnte an den zusätzlichen Leckereien liegen, die Sie sich in letzter Zeit gegönnt haben.

Doch hinter diesen alltäglichen Beschwerden könnte mehr stecken. Diese scheinbar harmlosen Anzeichen könnten tatsächlich Hinweise auf eine tiefgreifende Störung im Hormonhaushalt sein. Die Schilddrüse, obwohl klein, spielt eine zentrale Rolle bei einer Vielzahl von Körperfunktionen. Wenn sie aus dem Gleichgewicht gerät, kann das weitreichende Auswirkungen haben. Häufige Symptome umfassen:

Anhaltende Müdigkeit

Stellen Sie sich vor, Sie wachen nach einer soliden 8-Stunden-Nacht auf und fühlen sich, als hätten Sie gerade erst die Augen geschlossen. Diese tiefe, durchdringende Erschöpfung, die nicht durch Schlaf gelindert wird, ist ein häufiges Symptom einer Schilddrüsenunterfunktion. Es ist, als ob der Motor Ihres Körpers ständig im Leerlauf läuft, was das tägliche Funktionieren, von der Arbeit bis zu Freizeitaktivitäten, erheblich beeinträchtigen kann.

Unerklärliche Gewichtszunahme

Sie haben Ihre Ernährung nicht geändert, Sie bewegen sich genauso viel wie immer und dennoch zeigt die Waage plötzlich ein paar Kilos mehr an. Ein verlangsamter Stoffwechsel, typisch für eine Schilddrüsenunterfunktion, kann dazu führen, dass der Körper weniger Kalorien verbrennt, was zu einer unerwünschten Gewichtszunahme führt.

Trockene Haut und brüchige Nägel

Ihre Haut fühlt sich plötzlich rau an und sieht matt aus. Ihre Nägel, die einst stark waren, brechen jetzt bei der kleinsten Belastung. Dies sind nicht nur kosmetische Probleme, sondern Zeichen dafür, dass etwas in Ihrem inneren System nicht stimmt.

Kälteempfindlichkeit

Während alle anderen in einem Raum sich wohl fühlen, greifen Sie nach einem Pullover oder einer Decke. Die Schilddrüse spielt eine zentrale Rolle bei der Regulierung der Körpertemperatur und wenn sie nicht optimal funktioniert, kann das Kälteempfinden intensiver werden.

Verstopfung

Trotz ausreichender Flüssigkeitszufuhr und ballaststoffreicher Ernährung haben Sie Verdauungsprobleme. Eine langsamere Verdauung ist ein weiteres Anzeichen für eine Schilddrüsenunterfunktion und kann, wenn sie nicht behandelt wird, zu weiteren gesundheitlichen Komplikationen führen.

Muskelschmerzen

Jeder Schritt fühlt sich an, als würden Gewichte an Ihren Beinen hängen. Schmerzen und Steifheit in den Muskeln können Aktivitäten, die Sie einst geliebt haben, zu einer Herausforderung machen und Ihre allgemeine Lebensqualität beeinträchtigen.

Gedächtnisprobleme

Sie vergessen Namen, Termine oder wo Sie Ihre Schlüssel gelassen haben. Dieser Zustand, oft als „Gehirnnebel" bezeichnet, kann frustrierend sein und Ihr Selbstvertrauen untergraben.

Menstruationsunregelmäßigkeiten bei Frauen

Ihre Perioden sind plötzlich schwerer oder leichter als gewohnt oder sie kommen zu unerwarteten Zeiten. Diese Unregelmäßigkeiten können ein weiterer Hinweis darauf sein, dass Ihre Schilddrüse nicht optimal funktioniert.

HORMONE DER SCHILDDRÜSE UND IHRE WIRKUNG

Die Schilddrüse ist ein Organ, das eine zentrale Rolle in der Hormonregulation spielt. Insbesondere die Hormone T3 und T4 sind entscheidend für die Steuerung verschiedener metabolischer Prozesse im Körper. Sie beeinflussen die Zellaktivität und sind daher für Energieproduktion und -verbrauch verantwortlich. Zudem wirken sie auf andere Organe, wie beispielsweise das Herz, und beeinflussen dessen Schlagfrequenz und Kontraktionskraft. In der komplexen Physiologie des menschlichen Körpers ist die Schilddrüse ein essenzielles Organ, das für die Aufrechterhaltung des metabolischen Gleichgewichts und der Organfunktionen sorgt.

Rolle von T3 und T4 im Körper

T3 (Triiodthyronin) und T4 (Thyroxin) sind nicht nur Moleküle, die in der Schilddrüse produziert werden; sie sind die maßgeblichen Regulatoren, die das innere Gleichgewicht unseres Körpers aufrechterhalten. Diese Hormone sind die Architekten des Stoffwechsels, der Energieproduktion und der Wärmeregulierung. Sie sind die unauffälligen Regulatoren, die im Hintergrund agieren, um die effiziente und reibungslose Funktion des Körpers zu gewährleisten.

T4, das in größerer Menge in der Schilddrüse produziert wird, ist vergleichbar mit einem Rohdiamanten, der darauf wartet, in einen funkelnden Edelstein umgewandelt zu werden. Es dient als eine Art Reservoir oder Speicher, der bereit ist, bei Bedarf aktiviert zu werden. Wenn der Körper mehr Energie benötigt oder auf externe Veränderungen reagiert, wird dieser Rohdiamant in das leistungsstärkere T3 umgewandelt, das dann im Körper freigesetzt wird, um seine vielfältigen Aufgaben zu erfüllen.

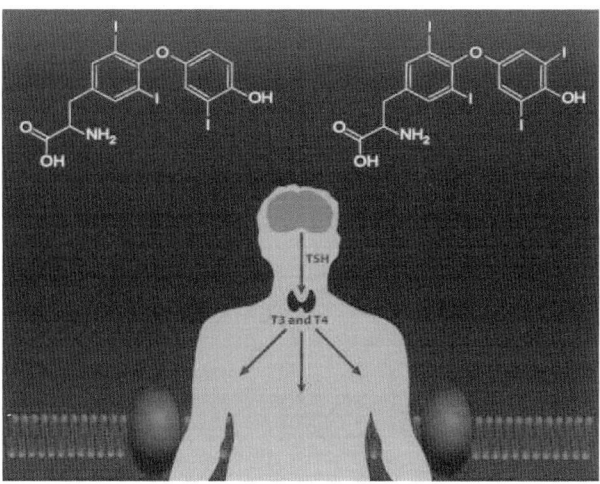

Wussten Sie, dass T3 fast viermal aktiver ist als T4? Dieses Hormon beeinflusst direkt die Geschwindigkeit, mit der Ihr Herz schlägt, und kann sogar die Art und Weise verändern, wie Sie Nahrungsmittel verstoffwechseln. Es hat auch einen bemerkenswerten Einfluss auf die Gehirnfunktion. Einige Studien haben gezeigt, dass T3 die Neurotransmitteraktivität im Gehirn beeinflussen kann, was zu verbesserten kognitiven Fähigkeiten und Stimmungen führt.

Die Hormone T3 und T4 agieren als Regulatoren, die sicherstellen, dass zelluläre Prozesse effizient und koordiniert ablaufen. Ihre Wirkung hat weitreichende Auswirkungen auf verschiedene Aspekte des täglichen Lebens und des allgemeinen Wohlbefindens, einschließlich emotionaler Zustände und kognitiver Funktionen. Diese Hormone sind ein Beispiel für die hohe Komplexität und die effiziente Funktionsweise des menschlichen Körpers.

Bedeutung der Schilddrüsenhormone für den Stoffwechsel

Der Stoffwechsel ist ein unaufhörlicher Kreislauf, der die Nahrung, die wir verzehren, in die lebenswichtige Energie umwandelt, die unser Körper für jede einzelne Aktivität benötigt. Ob es sich um das Lösen eines komplexen Rätsels, einen spontanen Sprint zum Bus oder das Eintauchen in einen tiefen, erholsamen Schlaf handelt, all diese Aktivitäten erfordern Energie. Und woher kommt diese Energie? Aus jeder einzelnen Zelle unseres Körpers, die unermüdlich arbeitet und sich auf den Stoffwechsel verlässt, um die benötigte Energie bereitzustellen.

In diesem fein abgestimmten System der Energieerzeugung und -verteilung nehmen die Schilddrüsenhormone T3 und T4 eine zentrale Position ein. Stellen Sie sich vor, Sie genießen eine nahrhafte Mahlzeit. Während Sie essen, sind es diese Hormone, die im Hintergrund arbeiten und den Prozess steuern, wie Ihr Körper die Nährstoffe aufnimmt, wie effektiv die Kalorien in Energie umgewandelt werden und wie diese Energie dann in den Zellen gespeichert oder freigesetzt wird. T3 und T4 agieren dabei als feinfühlige Regulatoren, ähnlich einem Thermostat in einem Haus, das sicherstellt, dass die Temperatur immer optimal ist.

Ein gut funktionierender Stoffwechsel ist jedoch nicht nur für das Gefühl von Energie und Vitalität verantwortlich. Er hat auch Auswirkungen auf verschiedene Aspekte unserer Gesundheit. Dies reicht von der Regulierung der Körpertemperatur, die uns warmhält, bis hin zur Unterstützung der Gehirnfunktion, die unsere kognitiven Fähigkeiten und unser Gedächtnis schärft. Aber wie bei jedem komplexen System kann es auch hier zu Störungen kommen. Ein Ungleichgewicht in den Schilddrüsenhormonen kann den Stoffwechsel beeinträchtigen und zu einer Reihe von Symptomen führen, die Ihnen bereits vorgestellt wurden.

Auswirkungen eines hormonellen Ungleichgewichts

Hormonelle Ungleichgewichte sind nicht nur auf die Schilddrüse beschränkt, sie können in verschiedenen Systemen unseres Körpers auftreten und eine Vielzahl von Symptomen verursachen. Hormone sind Botenstoffe, die in spezialisierten Drüsen produziert werden und durch den Blutkreislauf in verschiedene Organe und Gewebe transportiert werden. Sie spielen eine Schlüsselrolle bei der Regulierung fast aller Prozesse im Körper – von der Stimmung über das Wachstum bis hin zur Fortpflanzung.

Im Kontext der Schilddrüse sind T3 und T4 die Hauptakteure. Ein Mangel an diesen Hormonen, wie bei einer Schilddrüsenunterfunktion, kann den Stoffwechsel drosseln. Die Folgen? Symptome wie anhaltende Müdigkeit, unerklärliche Gewichtszunahme und eine erhöhte Kälteempfindlichkeit. Im Gegensatz dazu kann eine übermäßige Produktion dieser Hormone, wie sie bei einer Schilddrüsenüberfunktion auftritt, den Stoffwechsel überstimulieren. Die Folgen können ein unerwünschter Gewichtsverlust, Herzklopfen und Schlafstörungen sein.

Doch die Schilddrüse ist nur ein Beispiel. Hormonelle Ungleichgewichte können auch in anderen Systemen, wie dem Fortpflanzungssystem, auftreten und zu Symptomen wie Unfruchtbarkeit, Menstruationsstörungen oder Stimmungsschwankungen führen.

Ein ausgewogener Hormonspiegel ist der Schlüssel zu einer optimalen Gesundheit und Lebensqualität. Achten Sie also darauf, proaktiv zu sein und Maßnahmen zu ergreifen, um das hormonelle Gleichgewicht zu wahren oder wiederherzustellen.

Risikofaktoren

Die Schilddrüse ist ein echtes Kraftpaket, wenn es um Ihre Gesundheit geht. Doch verschiedene Faktoren können das Risiko erhöhen, dass sie nicht optimal funktioniert. Einige dieser Risikofaktoren sind vielleicht überraschend, andere wurden Ihnen bereits vorgestellt:

Autoimmunerkrankungen

Zur Erinnerung: Hashimoto-Thyreoiditis steht an vorderster Front, wenn es um Ursachen für eine Schilddrüsenunterfunktion geht. Bei dieser Erkrankung verwechselt das Immunsystem die Schilddrüse mit einem Fremdkörper und greift sie an. Dieser Angriff kann die Fähigkeit der Drüse beeinträchtigen, ausreichend Hormone zu produzieren. Es ist wie ein internes Missverständnis mit weitreichenden Folgen für den Körper.

Jodmangel

Jod ist ein essentielles Mineral, das eine Schlüsselrolle in der Schilddrüsenfunktion spielt. Es dient als Hauptbestandteil der Schilddrüsenhormone T3 und T4. Ein Mangel an Jod kann die Produktion dieser Hormone beeinträchtigen, was zu einer Unterfunktion führt. Während viele Lebensmittel natürlicherweise Jod enthalten, wie Meeresfrüchte und Algen, ist in einigen Regionen der Welt der Jodgehalt in den Böden niedrig. In solchen Gebieten kann die Verwendung von jodiertem Salz entscheidend sein, um Mangelerscheinungen vorzubeugen.

Medikamente und Behandlungen

Einige Medikamente und Therapien, die zur Behandlung anderer Erkrankungen eingesetzt werden, können die Schilddrüsenfunktion beeinflussen. Zum Beispiel kann Lithium, das bei bipolaren Störungen eingesetzt wird, die Fähigkeit der Schilddrüse zur Hormonproduktion beeinträchtigen. Amiodaron, ein Medikament zur Behandlung von Herzrhythmusstörungen, kann ebenfalls die Schilddrüsenfunktion stören. Strahlentherapien, die im Bereich des Halses angewendet werden, beispielsweise zur Behandlung von Krebs, können die Schilddrüse schädigen und zu einer Unterfunktion führen.

Familiäre Veranlagung

Wenn in Ihrer Familie bereits Fälle von Schilddrüsenerkrankungen bekannt sind, kann dies ein Indikator dafür sein, dass Sie ein erhöhtes Risiko haben, ebenfalls daran zu erkranken. Es ist, als ob ein Echo aus der Vergangenheit in der Gegenwart widerhallt, und es unterstreicht die Bedeutung regelmäßiger Untersuchungen und Vorsorge.

Alter und Geschlecht

Mit fortschreitendem Alter kann das Risiko für eine Schilddrüsenunterfunktion steigen. Frauen, insbesondere nach der Menopause, sind besonders anfällig. Die genauen Gründe dafür sind noch Gegenstand der Forschung, aber es ist klar, dass hormonelle Veränderungen im weiblichen Körper die Schilddrüsenfunktion beeinflussen können.

Vorherige Schilddrüsenprobleme

Wenn Sie in der Vergangenheit bereits Schilddrüsenprobleme hatten, sei es eine Überfunktion oder chirurgische Eingriffe an der Drüse, kann dies das Risiko für zukünftige Probleme erhöhen. Es ist, als ob die Schilddrüse ein Gedächtnis hätte, das vergangene Störungen speichert und in der Zukunft darauf reagiert.

BEDEUTUNG DER SCHILDDRÜSENFUNKTION FÜR DEN KÖRPER

Die Hormone, die die Schilddrüse produziert, agieren als Regulatoren für diverse körperliche Prozesse. Sie beeinflussen, wie energiegeladen Sie sich fühlen, wenn der Wecker klingelt, wie Ihr Körper Nährstoffe verarbeitet und sogar, wie Ihre Knochen und Muskeln wachsen und sich entwickeln. Diese Hormone sind der Schlüssel zur Aufrechterhaltung eines Gleichgewichts, das es uns ermöglicht, optimal zu funktionieren. Doch was passiert, wenn dieses Gleichgewicht gestört wird? Welche Auswirkungen hat es auf unsere täglichen Aktivitäten, unsere Stimmung und unsere allgemeine Lebensqualität? Diese Fragen beantwortet das nachfolgende Kapitel.

Einfluss auf Energiehaushalt und Gewicht

Stellen Sie sich Ihren Körper als ein hoch entwickeltes Fahrzeug vor, das ständig in Bewegung ist. Jedes Fahrzeug benötigt einen Motor, um zu funktionieren, und in diesem Vergleich ist Ihr Stoffwechsel dieser Motor. Er bestimmt, wie effizient Sie die „Treibstoffe" – also die Nahrung, die Sie zu sich nehmen – in nutzbare Energie umwandeln. Und genau wie ein Auto ein Kontrollsystem benötigt, um den Motor zu überwachen, hat Ihr Körper die Schilddrüse. Sie agiert als das fein abgestimmte Kontrollzentrum, das sicherstellt, dass Ihr „Motor" immer mit der richtigen Geschwindigkeit läuft.

Jedes Mal, wenn Sie essen, setzen Sie einen komplexen Prozess der Nahrungsverarbeitung in Gang. Hier treten die Schilddrüsenhormone T3 und T4 ins Rampenlicht. Sie sind die maßgeblichen Stoffe, die bestimmen, wie Ihr Körper die aufgenommenen Kalorien nutzt. Nehmen Sie zum Beispiel ein Sandwich: Während Sie es genießen, arbeiten diese Hormone im Hintergrund und entscheiden, wie schnell die Kalorien daraus in Energie umgewandelt werden. Sie bestimmen auch, wie viel von dieser Energie sofort genutzt wird und wie viel als Reserve in Form von Fett gespeichert wird.

Ein gut regulierter Stoffwechsel versorgt Sie mit der benötigten Energie. Wenn alles reibungslos läuft, fühlen Sie sich wach, aktiv und bereit, den Tag zu meistern. Aber wenn die Schilddrüse ins Straucheln gerät und nicht genügend Hormone produziert, kann dieser Energiefluss ins Stocken geraten. Das ist, als ob jemand den Stecker zieht: Sie könnten sich träge, müde und ohne Antrieb fühlen, selbst wenn Sie gerade erst aufgewacht sind oder sich ausgeruht haben.

Die Schilddrüse hat Einfluss auf Ihr Gewicht. Ein langsamer Stoffwechsel, oft verursacht durch eine Unterfunktion der Schilddrüse, kann dazu führen, dass Sie an Gewicht zunehmen, selbst wenn Sie sich gesund ernähren und regelmäßig bewegen. Es ist, als ob Ihr Körper in einen „Sparmodus" schaltet und mehr Kalorien als Fett speichert, anstatt sie zu verbrennen.

Während eine Unterfunktion den Stoffwechsel verlangsamt, kann eine Überfunktion der Schilddrüse das genaue Gegenteil bewirken. Ihr Stoffwechsel könnte in den Turbo-Modus schalten, was zu einem raschen Gewichtsverlust führt. Obwohl dies auf den ersten Blick attraktiv erscheinen mag, bringt es auch eine Reihe von Herausforderungen mit sich. Ein überaktiver Stoffwechsel kann zu Symptomen wie Herzklopfen, Schlafstörungen und erhöhter Angst führen, die das tägliche Leben erheblich beeinträchtigen können.

Auswirkungen auf den Hormonspiegel

Betrachten Sie den Hormonspiegel als ein komplexes System, in dem jedes Hormon eine spezifische Rolle spielt. Alle müssen koordiniert agieren, um ein optimales Wohlbefinden zu gewährleisten. In diesem komplexen System fungiert die Schilddrüse als Regulator, der das Gleichgewicht aufrechterhält und die Koordination sicherstellt.

Die Schilddrüse produziert nicht nur die essentiellen Hormone T3 und T4, sondern beeinflusst auch andere Hormone und Systeme im Körper. Ein Ungleichgewicht in der Schilddrüsenfunktion kann daher weitreichende Auswirkungen auf den gesamten Hormonhaushalt haben.

Wenn die Schilddrüse beispielsweise nicht genügend Hormone produziert, kann dies den Cortisolspiegel beeinflussen. Cortisol, das in der medizinischen Welt oft als „Stresshormon" bezeichnet wird, ist nicht nur für die Reaktion unseres Körpers auf Stress verantwortlich. Ein Ungleichgewicht in seinem Niveau, insbesondere ein erhöhter Cortisolspiegel, kann zu einer Vielzahl von gesundheitlichen Problemen führen. Dies reicht von Schlafstörungen, die Ihre Nächte unruhig und Ihre Tage erschöpft machen, über einen erhöhten Blutdruck, der das Risiko für Herz-Kreislauf-Erkrankungen erhöht, bis hin zu Stimmungsschwankungen, die Ihre emotionale und psychische Gesundheit beeinträchtigen können.

Parallel dazu kann eine Schilddrüsenunterfunktion auch den Insulinspiegel im Körper beeinflussen. Insulin, ein Hormon, das für die Regulierung des Blutzuckerspiegels verantwortlich ist, wird bei einem Ungleichgewicht destabilisiert. Ein unausgeglichener Insulinspiegel kann zu Schwankungen im Blutzucker führen, was nicht nur zu Energieeinbrüchen und Müdigkeit führt, sondern auch das Risiko für ernsthafte Erkrankungen wie Typ-2-Diabetes signifikant erhöhen kann. Es ist ein Beispiel dafür, wie die Gesundheit eines einzelnen Organs den gesamten Körper beeinflussen kann.

Neben ihrer Interaktion mit Cortisol und Insulin spielt sie auch eine Rolle bei der Regulierung der Geschlechtshormone, was tiefgreifende Auswirkungen auf die reproduktive und sexuelle Gesundheit haben kann. Bei Frauen ist die

Schilddrüse eng mit dem Östrogenspiegel verknüpft. Eine Schilddrüsenunterfunktion kann zu einem Ungleichgewicht dieses Hormons führen. Östrogen ist nicht nur, wie Sie bereits erfahren haben, für die Regulierung des Menstruationszyklus verantwortlich, sondern beeinflusst auch viele andere Aspekte der weiblichen Gesundheit. Darüber hinaus kann ein gestörter Östrogenspiegel die Fruchtbarkeit beeinträchtigen, was Schwierigkeiten bei der Empfängnis oder sogar Unfruchtbarkeit zur Folge haben kann.

Für Männer ist die Schilddrüse ebenso wichtig, wenn es um die Regulierung des Testosteronspiegels geht. Testosteron, das Hauptgeschlechtshormon bei Männern, beeinflusst alles von der Muskelmasse bis zur Stimmung. Eine Schilddrüsenunterfunktion kann zu einem Abfall dieses Hormons führen. Die Folgen? Eine verminderte Libido, verringerte Energie und möglicherweise auch andere sexuelle Gesundheitsprobleme, wie eine erektile Dysfunktion.

Definition: Erektile Dysfunktion

Erektile Dysfunktion ist die Unfähigkeit, eine für den Geschlechtsverkehr ausreichende Erektion zu erzielen oder aufrechtzuerhalten. Dieser Zustand kann verschiedene Ursachen haben, einschließlich hormoneller Ungleichgewichte, und sollte medizinisch abgeklärt werden.

Die Schilddrüse beeinflusst viele verschiedene Systeme im menschlichen Körper. Es handelt sich um ein ständiges Wechselspiel von Feedback-Schleifen und Interaktionen, die sicherstellen, dass alles im Gleichgewicht bleibt. Wenn Sie also das Gefühl haben, dass etwas „aus dem Ruder läuft", könnte es sein, dass Ihre Schilddrüse nicht im optimalen Zustand arbeitet. Ein Arztbesuch und die notwendigen Tests können Klarheit schaffen. Denn das Verständnis und die Kontrolle des Hormonspiegels sind entscheidend für das allgemeine Wohlbefinden und die Lebensqualität.

Bedeutung für Wachstum und Entwicklung

In der Zeit der Schwangerschaft durchläuft der Körper der Mutter zahlreiche Veränderungen, um das heranwachsende Leben in ihrem Inneren zu unterstützen. Eine der Hauptakteurinnen in diesem Prozess ist die Schilddrüse. Ihre Funktion ist während dieser Monate besonders kritisch, da die Hormone, die sie produziert, direkt die Entwicklung des Gehirns und des Nervensystems des ungeborenen Kindes beeinflussen.

Diese Hormone, insbesondere T3 und T4, sind für die korrekte Bildung neuronaler Verbindungen und die Ausbildung des zentralen Nervensystems verantwortlich. Sie tragen dazu bei, dass sich das Gehirn des Fötus in einem gesunden Tempo entwickelt und alle notwendigen Strukturen korrekt ausgebildet werden. Wenn jedoch während der Schwangerschaft ein Mangel an diesen Hormonen auftritt, kann dies schwerwiegende Folgen haben. Die Entwicklung des Gehirns kann beeinträchtigt werden, was zu Verzögerungen in der kognitiven und motorischen Entwicklung führt. In einigen Fällen können diese Verzögerungen so gravierend sein, dass sie zu dauerhaften kognitiven Beeinträchtigungen führen. Daher ist es von größter Bedeutung, dass werdende Mütter ihren Schilddrüsenhormonspiegel regelmäßig überprüfen lassen und bei Bedarf entsprechende medizinische Maßnahmen ergreifen.

Die Kindheit und die Jugend sind Phasen rasanter Veränderungen und Entwicklungen. In diesen Lebensjahren spielt die Schilddrüse eine zentrale Rolle, die oft unterschätzt wird. Sie steuert maßgeblich das lineare Wachstum, was bedeutet, dass sie die Geschwindigkeit und das Muster bestimmt, in denen ein Kind wächst. Dies betrifft nicht nur die Höhe, sondern auch die Entwicklung und Reifung der Knochen.

Ein Kind mit einer Schilddrüsenunterfunktion kann daher Anzeichen von Wachstumsverzögerungen zeigen. Dies kann sich in einer geringeren Körpergröße im Vergleich zu Gleichaltrigen äußern oder in einem verlangsamten Eintritt in die Pubertät. Die Auswirkungen einer Schilddrüsenunterfunktion beschränken sich jedoch nicht nur auf das physische Wachstum. Die kognitive Entwicklung, also die Fähigkeit, zu lernen, zu denken und Probleme zu lösen, kann ebenfalls betroffen sein.

Die Schilddrüse fungiert als regulatorisches Organ, das die Hormonproduktion steuert, um die verschiedenen physiologischen Prozesse im Körper zu koordinieren. Ein Ungleichgewicht im Schilddrüsenhormonspiegel kann die Entwicklung eines Kindes negativ beeinflussen, da diese Hormone für das Wachstum und die Reifung entscheidend sind.

Die Bedeutung der Schilddrüse beschränkt sich jedoch nicht nur auf die Entwicklungsphasen. Auch im Erwachsenenalter spielt sie eine vorrangige Rolle bei der Zellregeneration und -reparatur und bleibt somit ein zentrales Element für die Aufrechterhaltung der körperlichen Funktionen. Denken Sie an die letzte kleine Schnittwunde, die Sie sich zugezogen haben, oder an den blauen Fleck, der nach einem Stoß entstanden ist. Hinter den Kulissen arbeitet die Schilddrüse unermüdlich daran, den Heilungsprozess zu unterstützen. Sie beeinflusst die Geschwindigkeit und Effizienz, mit der Zellen regeneriert und repariert werden. Dies ist nicht nur für die Heilung von Verletzungen von Bedeutung, sondern auch für alltägliche Prozesse, die oft als selbstverständlich betrachtet werden.

Betrachten Sie Ihre Haut, die sich ständig erneuert, um frisch und gesund zu bleiben, oder Ihre Haare, die mit einer bestimmten Rate wachsen und ihre Struktur und Stärke beibehalten. Selbst unsere Nägel, die oft als reine Ästhetik betrachtet werden, sind von der Schilddrüsenfunktion abhängig, um stark und gesund zu bleiben. Ein Ungleichgewicht in der Schilddrüsenfunktion kann daher zu sichtbaren Veränderungen in diesen Bereichen führen, wie trockene Haut, brüchige Nägel oder Haarausfall.

Diagnose und medizinische Behandlung

Die Diagnose und Behandlung einer Schilddrüsenunterfunktion sind entscheidende Schritte, um das Wohlbefinden und die Lebensqualität der Betroffenen zu verbessern. Wenn Sie das Gefühl haben, dass etwas mit Ihrem Energiehaushalt oder Ihrem allgemeinen Befinden nicht stimmt, könnte die Ursache in dieser kleinen Drüse in Ihrem Hals liegen. Die Schilddrüse und ihre Hormone, insbesondere T3 und T4, sind für zahlreiche Körperfunktionen verantwortlich. Doch wie genau wird eine Schilddrüsenunterfunktion diagnostiziert? Welche modernen medizinischen Verfahren stehen zur Verfügung und wie effektiv sind sie? Mehr darüber erfahren Sie im nachfolgenden Kapitel.

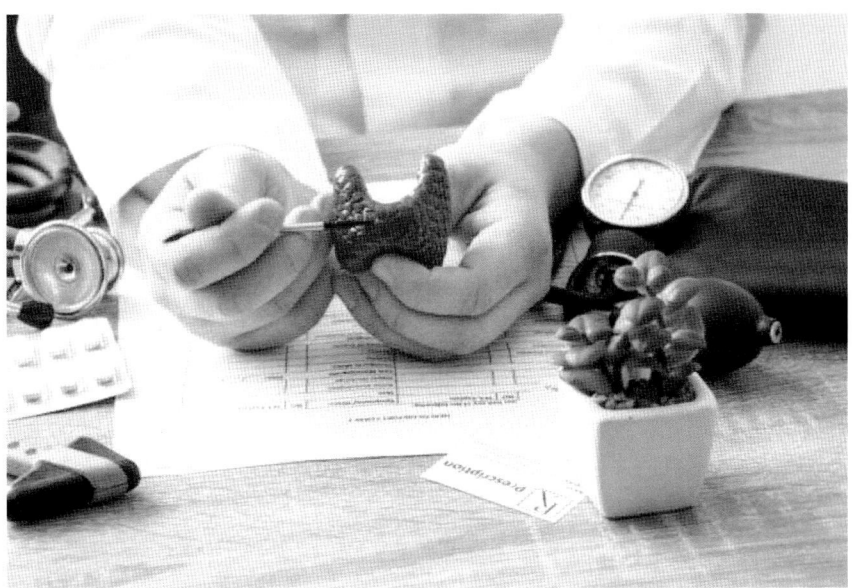

DIAGNOSEVERFAHREN BEI SCHILDDRÜSENUNTERFUNKTION

Wenn Sie das Gefühl haben, dass etwas in Ihrem Körper nicht stimmt und Sie an einer Schilddrüsenunterfunktion leiden könnten, ist es unerlässlich, einen Arzt aufzusuchen. Die Reise zur Diagnose beginnt in der Regel mit einer sorgfältigen klinischen Untersuchung. Ihr Arzt wird nicht nur auf Ihre Symptome achten, sondern auch Ihre gesamte Krankengeschichte berücksichtigen. Er wird Fragen zu Ihren bisherigen gesundheitlichen Problemen, Ihrer Ernährung, Ihrem Lebensstil und sogar Ihrer Familiengeschichte stellen, da genetische Faktoren eine Rolle spielen können.

Während der körperlichen Untersuchung wird Ihr Arzt besonders auf physische Anzeichen achten, die auf eine Schilddrüsenunterfunktion hindeuten könnten. Dazu gehören eine vergrößerte Schilddrüse, die als Kropf bekannt ist, trockene Haut oder sogar eine veränderte Stimmlage.

Bluttests (TSH, T3, T4)

Bluttests, insbesondere die Messung der Werte von TSH (Thyreoidea-stimulierendes Hormon), T3 (Triiodthyronin) und T4 (Thyroxin), sind die Hauptinstrumente bei der Diagnose einer Schilddrüsenunterfunktion. Diese Tests geben einen detaillierten Einblick in die Funktionsweise der Schilddrüse und helfen, das zugrunde liegende Problem zu identifizieren. Und so funktioniert es:

TSH (Thyreoidea-stimulierendes Hormon)

TSH wird von der Hirnanhangsdrüse (Hypophyse) produziert und hat die Aufgabe, die Schilddrüse zur Produktion von T3 und T4 anzuregen. Wenn die Schilddrüse nicht genügend dieser Hormone produziert, erkennt die Hypophyse dies und schüttet mehr TSH aus, um die Schilddrüse zu stimulieren. Ein erhöhter TSH-Wert im Blut kann daher ein Anzeichen dafür sein, dass die Schilddrüse nicht genügend Hormone produziert, und die Hypophyse versucht, dies auszugleichen.

Exkurs: Die Hypophyse

Die Hypophyse, auch als Hirnanhangsdrüse bekannt, ist ein kleines, erbsengroßes Organ, das sich am unteren Teil des Gehirns befindet, direkt unter dem Hypothalamus. Trotz ihrer geringen Größe spielt die Hypophyse eine zentrale Rolle im endokrinen System des Körpers, dem Netzwerk von Drüsen, das Hormone produziert und freisetzt.

Die Hypophyse wird oft als „Meisterdrüse" bezeichnet, da sie eine Vielzahl anderer Drüsen im Körper steuert und reguliert, einschließlich der Schilddrüse, der Nebennieren und der Geschlechtsdrüsen. Sie tut dies durch die Produktion und Freisetzung einer Reihe von Hormonen, die spezifische Funktionen im Körper ausüben.

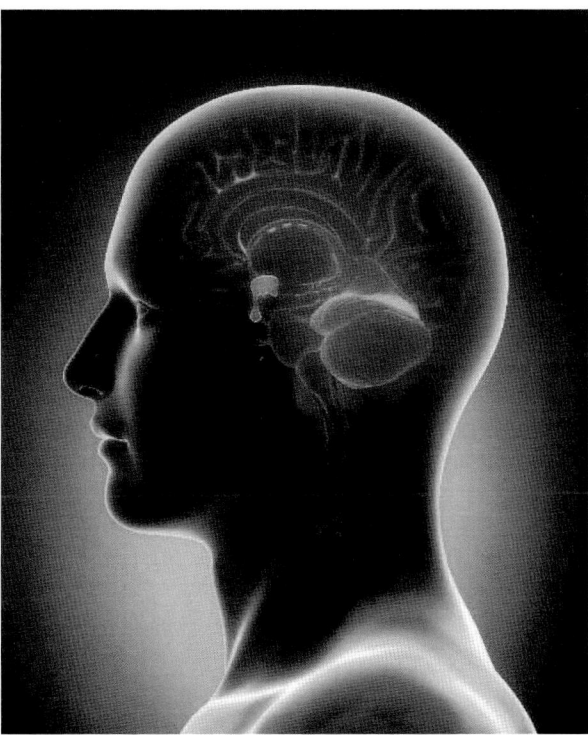

- **Kontrolle der Schilddrüse**
Wie bereits erwähnt, produziert die Hypophyse das Thyreoidea-stimulierende Hormon (TSH), das die Schilddrüse anregt, die Hormone T3 und T4 zu produzieren. Diese Hormone sind entscheidend für die Regulierung des Stoffwechsels und anderer Körperfunktionen.
- **Wachstum und Entwicklung**
Die Hypophyse produziert auch das Wachstumshormon (GH), das für die Steuerung des Wachstums von Knochen und Gewebe verantwortlich ist. Dieses Hormon hat vor allem in der Kindheit und Jugend eine hohe Bedeutung, bleibt jedoch auch im Erwachsenenalter relevant.
- **Kontrolle der Nebennieren**
Die Hypophyse produziert das adrenocorticotrope Hormon (ACTH), das die Nebennieren anregt, Cortisol zu produzieren. Cortisol hilft dem Körper, auf Stress zu reagieren, und hat viele andere Funktionen.
- **Fortpflanzungsfunktionen**
Die Hypophyse steuert auch die Geschlechtsdrüsen durch die Produktion von Hormonen wie luteinisierendem Hormon (LH) und follikelstimulierendem Hormon (FSH). Diese Hormone regulieren die Produktion von Geschlechtshormonen und sind entscheidend für die Fortpflanzungsfähigkeit.

Die Hypophyse mag klein sein, aber ihre Rolle im Körper ist enorm. Als Kontrollzentrum für viele andere Drüsen beeinflusst sie alles, von der Energieproduktion bis zur Fortpflanzung. Ein Verständnis ihrer Funktion und der Wechselwirkungen mit anderen Organen, wie der Schilddrüse, ist entscheidend für das Verständnis der komplexen Hormonregulation im menschlichen Körper.

T3 (Triiodthyronin) und T4 (Thyroxin)

T3 und T4 sind die Haupt-Schilddrüsenhormone, die für die Regulierung des Stoffwechsels und viele andere Körperfunktionen verantwortlich sind. Niedrige Werte von T3 und T4 im Blut bestätigen die Diagnose einer Unterfunktion. Sie zeigen, dass die Schilddrüse trotz der Anregung durch TSH nicht in der Lage ist, genügend dieser Hormone zu produzieren. Die Bluttests sind in der Regel einfach und schmerzfrei. Sie erfordern nur eine Blutentnahme, die in einem Labor analysiert wird. Die Ergebnisse dieser Tests bieten dem Arzt eine klare Vorstellung davon, ob eine Schilddrüsenunterfunktion vorliegt, und helfen, den Schweregrad der Erkrankung zu bestimmen.

Ultraschalluntersuchung der Schilddrüse

Die Ultraschalluntersuchung der Schilddrüse ist ein diagnostisches Werkzeug, das weit über die bloße Messung von Hormonspiegeln im Blut hinausgeht. Es ermöglicht einen direkten Blick auf die Schilddrüse selbst und kann eine Fülle von Informationen über sie liefern.

Auch bekannt als Sonographie, verwendet dieses Verfahren Schallwellen, um Bilder von Organen und Strukturen im Körper zu erzeugen. Bei der Schilddrüsenuntersuchung wird ein kleiner Schallkopf über den Halsbereich geführt, wo sich die Schilddrüse befindet. Die Schallwellen dringen in den Körper ein und werden von den Geweben reflektiert, wodurch Bilder auf einem Monitor erzeugt werden.

Dieses Verfahren kann zeigen, ob die Schilddrüse vergrößert ist, was auf eine Erkrankung wie eine Schilddrüsenüberfunktion oder einen Jodmangel hinweisen könnte. Auch die Form der Schilddrüse kann Hinweise auf bestimmte Erkrankungen geben. Knoten sind kleine Wucherungen in der Schilddrüse, die oft harmlos sind, aber auch Anzeichen für Krebs sein können. Zysten sind mit Flüssigkeit gefüllte Säcke. Größe, Form und Beschaffenheit dieser Strukturen können sichtbar gemacht werden, was bei der Entscheidung über weitere Tests oder Behandlungen helfen kann. Veränderungen in der Textur der Schilddrüse können auf Entzündungen oder Autoimmunerkrankungen hinweisen.

Der Prozess ist schnell und schmerzfrei. Sie liegen auf einer Untersuchungsliege und ein spezielles Gel wird auf Ihren Hals aufgetragen, um den Kontakt zwischen dem Schallkopf und der Haut zu verbessern. Der Arzt oder Techniker bewegt den Schallkopf über Ihren Hals und die Bilder werden auf einem Monitor angezeigt.

Die Ultraschalluntersuchung der Schilddrüse ist ein leistungsstarkes diagnostisches Werkzeug, das weit über die bloße Beurteilung der Hormonspiegel hinausgeht. Es bietet einen direkten Einblick in die physische Struktur der Schilddrüse, ermöglicht die Erkennung von Knoten, Zysten und anderen Auffälligkeiten und hilft bei der Diagnose einer Vielzahl von Schilddrüsenerkrankungen. Es ist ein nicht-invasives, schmerzfreies Verfahren, das entscheidende Informationen liefert, die für die Behandlung und das Management von Schilddrüsenerkrankungen unerlässlich sind.

Szintigrafie zur Funktionsbeurteilung

Die Szintigrafie ist ein bildgebendes Verfahren, das die Funktionsweise der Schilddrüse auf eine Weise darstellt, die andere Techniken nicht erreichen können. Es handelt sich um eine nuklearmedizinische Untersuchung, die Einblicke in die Aktivität und Funktion der Schilddrüse bietet.

Bei diesem Verfahren wird Ihnen eine geringe Menge eines radioaktiven Materials, meist Jod oder Technetium, verabreicht. Dieses Material wird von der Schilddrüse aufgenommen, da die Schilddrüse Jod zur Produktion ihrer Hormone benötigt. Eine spezielle Gamma-Kamera wird dann verwendet, um die Verteilung dieses radioaktiven Materials in der Schilddrüse zu erfassen.

Die Bilder, die durch die Szintigrafie erzeugt werden, zeigen, wie das radioaktive Material von verschiedenen Teilen der Schilddrüse aufgenommen wird. Bereiche, die eine erhöhte Aktivität aufweisen, nehmen mehr von dem Material auf und werden als „heiße" Bereiche bezeichnet. Diese Bereiche könnten auf eine Überfunktion oder einen gutartigen Tumor hinweisen. Im Gegensatz dazu werden Bereiche mit verminderter Aktivität, die weniger Material aufnehmen, als „kalte" Bereiche bezeichnet. Diese könnten auf eine Unterfunktion oder möglicherweise auf Krebs hinweisen.

Die Szintigrafie ist besonders nützlich, wenn bereits Knoten oder andere Auffälligkeiten in der Schilddrüse festgestellt wurden. Sie kann helfen, zu bestimmen, ob diese Knoten aktiv sind (d. h. Hormone produzieren) oder nicht und ob sie gutartig oder möglicherweise bösartig sind.

Das Verfahren selbst ist in der Regel unkompliziert und schmerzfrei. Sie könnten gebeten werden, vor der Untersuchung auf bestimmte Lebensmittel oder Medikamente zu verzichten, die die Aufnahme von Jod durch die Schilddrüse beeinflussen könnten. Die radioaktive Substanz wird entweder oral eingenommen oder intravenös injiziert und Sie müssen möglicherweise einige Stunden warten, bevor die Aufnahmen gemacht werden, damit die Schilddrüse das Material aufnehmen kann.

Die Szintigrafie ist ein wertvolles Werkzeug in der Diagnose und Behandlung von Schilddrüsenerkrankungen. Sie bietet detaillierte Informationen über die Funktion der Schilddrüse, hilft bei der Identifizierung von „heißen" und „kalten" Bereichen und kann bei der Entscheidungsfindung in Bezug auf die Behandlung für Klarheit sorgen. Es ist ein spezialisiertes Verfahren, das in enger Zusammenarbeit mit Ihrem Arzt durchgeführt wird, um ein umfassendes Bild Ihrer Schilddrüsengesundheit zu erhalten.

KONVENTIONELLE BEHANDLUNGSMÖGLICHKEITEN

Die Diagnose einer Schilddrüsenunterfunktion ist zwar beunruhigend, aber glücklicherweise gibt es etablierte und effektive Behandlungsmöglichkeiten, die Ihnen helfen können, ein normales und gesundes Leben zu führen. Die Behandlung einer Schilddrüsenunterfunktion ist ein komplexer Prozess, der sorgfältig überwacht und angepasst werden muss, um optimale Ergebnisse zu erzielen.

Hormonersatztherapie mit Levothyroxin

Die Hormonersatztherapie mit Levothyroxin ist ein zentraler Bestandteil der Behandlung einer Schilddrüsenunterfunktion, einer Erkrankung, bei der die Schilddrüse nicht genügend der Hormone T3 und T4 produziert.

Levothyroxin ist eine synthetische Form des Schilddrüsenhormons T4, das in Tablettenform eingenommen wird. Es wurde entwickelt, um das fehlende Hormon im Körper zu ersetzen und die Hormonspiegel zu normalisieren. Da T4 im Körper in das aktive Hormon T3 umgewandelt wird, hilft Levothyroxin, beide Hormonspiegel wieder ins Gleichgewicht zu bringen.

Die Einnahme von Levothyroxin ist in der Regel lebenslang notwendig, da die Schilddrüsenunterfunktion eine chronische Erkrankung ist, die nicht geheilt, sondern nur kontrolliert werden kann. Die Behandlung mit Levothyroxin ist jedoch nicht einfach eine Einheitslösung. Die richtige Dosierung ist entscheidend und muss individuell auf den Patienten abgestimmt werden.

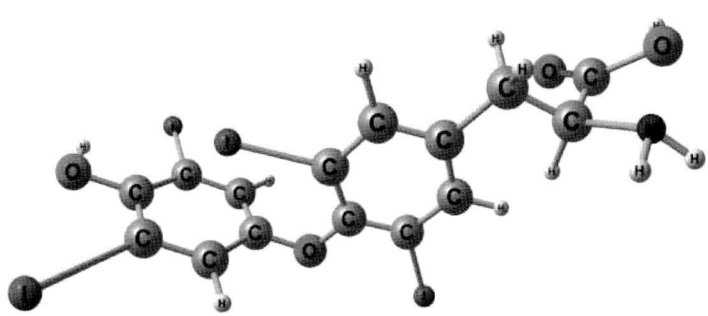

Die Behandlung mit Levothyroxin kann eine signifikante Verbesserung der Lebensqualität für Menschen mit Schilddrüsenunterfunktion bedeuten. Symptome wie Müdigkeit, Gewichtszunahme und Kälteempfindlichkeit können sich verbessern oder sogar vollständig verschwinden. Es ist jedoch eine Behandlung, die Sorgfalt, Geduld und eine enge Zusammenarbeit mit dem Gesundheitsdienstleister erfordert, um sicherzustellen, dass die Therapie optimal auf Ihre individuellen Bedürfnisse abgestimmt ist.

Einstellung der Hormondosis und Monitoring

Die Einstellung der richtigen Dosis Levothyroxin ist ein sorgfältiger und oft komplexer Prozess, der eine enge Zusammenarbeit zwischen Ihnen und Ihrem Arzt erfordert. Es handelt sich nicht um eine Einheitsdosis, die für jeden Patienten gleich ist. Vielmehr muss die Dosis individuell festgelegt werden, um Ihren spezifischen Bedürfnissen gerecht zu werden.

Die Dosis wird anhand einer Reihe von Faktoren bestimmt, darunter Ihre Symptome, Ihr Gewicht, Ihr Alter, Ihr Geschlecht, Ihre Ernährung und sogar Ihre Lebensweise. Auch andere Medikamente, die Sie einnehmen, können die benötigte Dosis beeinflussen. All diese Faktoren müssen sorgfältig abgewogen werden, um die optimale Menge an Levothyroxin für Ihren Körper zu finden.

Regelmäßige Bluttests sind ein unverzichtbarer Teil dieses Prozesses. Durch die Messung der TSH-, T3- und T4-Werte in Ihrem Blut kann Ihr Arzt feststellen, ob die Dosis korrekt ist und der Hormonspiegel im optimalen Bereich liegt. Diese Tests sind besonders wichtig in den ersten Monaten der Behandlung, wenn die Dosis möglicherweise mehrfach angepasst werden muss, um das richtige Gleichgewicht zu finden.

Die Überwachung ist jedoch ein kontinuierlicher Prozess, der über die gesamte Dauer der Behandlung andauert. Ihr Körper verändert sich im Laufe der Zeit und auch Ihr Lebensstil kann sich wandeln. All diese Veränderungen können sich auf Ihren Bedarf an Levothyroxin auswirken. Regelmäßige Kontrolluntersuchungen und Bluttests stellen sicher, dass die Dosis immer auf dem neuesten Stand ist und Ihren aktuellen Bedürfnissen entspricht.

Die Einstellung der richtigen Dosis erfordert Geduld. Es kann Wochen oder sogar Monate dauern, bis die optimale Dosis gefunden ist. Während dieser Zeit ist es entscheidend, eng mit Ihrem Arzt zusammenzuarbeiten, alle Anweisungen genau zu befolgen und über alle Veränderungen in Ihren Symptomen oder Ihrem Lebensstil zu informieren.

Umgang mit eventuellen Nebenwirkungen

Obwohl Levothyroxin im Allgemeinen gut vertragen wird, kann es in einigen Fällen Nebenwirkungen geben. Zu den möglichen Nebenwirkungen gehören Herzklopfen, Schlafstörungen, Kopfschmerzen oder Gewichtsverlust. Wenn Sie Nebenwirkungen bemerken, teilen Sie dies sofort Ihrem Arzt mit. Die Dosis kann angepasst oder zusätzliche Medikamente können verschrieben werden, um die Nebenwirkungen zu kontrollieren. Der offene Dialog mit Ihrem Arzt und die Bereitschaft, Ihre Symptome und Bedenken zu teilen, sind entscheidend für eine erfolgreiche Behandlung.

Die Behandlung einer Schilddrüsenunterfunktion ist kein einmaliger Vorgang, sondern eine lebenslange Verpflichtung zur Überwachung und Anpassung. Mit der richtigen Behandlung und der Unterstützung eines erfahrenen medizinischen Teams können Sie jedoch ein normales, gesundes Leben führen. Die moderne Medizin hat in der Behandlung von Schilddrüsenerkrankungen große Fortschritte gemacht und die Aussichten für Menschen mit Schilddrüsenunterfunktion sind heute besser denn je.

CHANCEN UND GRENZEN DER MEDIKAMENTÖSEN THERAPIE

Die medikamentöse Therapie, insbesondere die Hormonersatztherapie mit Levothyroxin, hat sich als wirksame Behandlung für eine Schilddrüsenunterfunktion erwiesen. Doch wie bei jeder medizinischen Behandlung gibt es sowohl Chancen als auch Grenzen. Achten Sie darauf, ein realistisches Verständnis davon zu haben, was die Therapie erreichen kann und wo ihre Grenzen liegen.

Erfolge und Verbesserungen durch Behandlung

Die Hormonersatztherapie, insbesondere mit Levothyroxin, stellt eine revolutionäre Behandlung für Menschen mit Schilddrüsenunterfunktion dar. Die Erfolge und Verbesserungen, die durch diese Behandlung erzielt werden können, sind oft tiefgreifend und können das Leben der Betroffenen in vielerlei Hinsicht verändern.

Zunächst einmal kann die Wiederherstellung des Hormongleichgewichts eine deutliche Linderung der Symptome bewirken. Müdigkeit, die so überwältigend sein kann, dass sie den Alltag beeinträchtigt, kann sich erheblich verbessern oder sogar vollständig verschwinden. Gewichtszunahme, die trotz gesunder Ernährung und Bewegung auftritt, kann kontrolliert werden und die Kälteempfindlichkeit, die das Leben in kälteren Monaten zur Qual machen kann, kann abnehmen. Aber die Verbesserungen gehen oft über die physischen Symptome hinaus. Viele Patienten berichten von einer deutlichen Steigerung ihrer Lebensqualität. Sie fühlen sich energiegeladener, leistungsfähiger und allgemein gesünder. Dies kann sich positiv auf die Arbeit, das Familienleben und die sozialen Aktivitäten auswirken.

Darüber hinaus kann die erfolgreiche Behandlung der Schilddrüsenunterfunktion auch das emotionale und psychische Wohlbefinden verbessern. Chronische Müdigkeit und andere Symptome der Unterfunktion können zu Depressionen und Angstzuständen führen. Durch die Beseitigung oder Verringerung dieser Symptome kann sich auch die psychische Gesundheit verbessern. Die Erfolge der Behandlung sind jedoch nicht garantiert. Sie erfordern eine sorgfältige Diagnose, eine individuell abgestimmte Therapie und eine kontinuierliche Überwachung durch einen erfahrenen Arzt. Die Zusammenarbeit mit dem Arzt, das Verständnis für die Erkrankung und die Behandlung sowie die Bereitschaft, die Therapieanweisungen genau zu befolgen, sind entscheidend für den Erfolg.

Somit bietet die Hormonersatztherapie bei Schilddrüsenunterfunktion die Chance auf ein erheblich verbessertes Leben. Die Möglichkeit, sowohl physische als auch emotionale Symptome zu lindern, und die Aussicht auf eine gesteigerte Lebensqualität machen diese Behandlung zu einem wertvollen Werkzeug im Kampf gegen diese weit verbreitete Erkrankung.

Möglichkeiten der Lebensqualitätssteigerung

Die richtige Behandlung einer Schilddrüsenunterfunktion bietet nicht nur die Möglichkeit, die Symptome zu lindern, sondern trägt auch wesentlich zur Steigerung der Lebensqualität bei. Diese Verbesserung ist vielschichtig und beeinflusst zahlreiche Aspekte des täglichen Lebens:

Prävention

Eine unbehandelte Schilddrüsenunterfunktion kann zu ernsthaften gesundheitlichen Problemen führen, wie Herz-Kreislauf-Erkrankungen oder Osteoporose. Die rechtzeitige und korrekte Behandlung hilft, diese Risiken zu minimieren.

Aktiveres Leben

Mit der Kontrolle der Symptome können Patienten wieder ein aktiveres Leben führen. Sportliche Betätigungen, die zuvor durch Müdigkeit oder Gewichtszunahme eingeschränkt waren, werden wieder möglich.

Teilnahme an Hobbys und sozialen Aktivitäten

Hobbys, die Freude bereiten, aber durch die Symptome der Unterfunktion aufgegeben wurden, können wieder aufgenommen werden. Auch die Teilnahme an sozialen Aktivitäten, die durch die Krankheit eingeschränkt war, kann wieder in den Alltag integriert werden.

Berufliche Leistungsfähigkeit

Die Verbesserung der Symptome kann auch die berufliche Leistungsfähigkeit steigern. Konzentration, Energie und Motivation können sich erhöhen, was zu einer besseren Arbeitsleistung führt.

Emotionale Gesundheit

Die Steigerung der Lebensqualität beeinflusst auch das emotionale Wohlbefinden. Die Fähigkeit, das Leben wieder voll zu genießen, kann das Selbstwertgefühl stärken und zu einer positiveren Lebenseinstellung führen.

Familienleben

Die Verbesserung der Symptome und die Steigerung der Lebensqualität können auch positive Auswirkungen auf das Familienleben haben. Die Fähigkeit, mehr Zeit und Energie mit der Familie zu verbringen, stärkt die Beziehungen und erhöht die Lebensfreude.

Die Steigerung der Lebensqualität durch die Behandlung einer Schilddrüsenunterfunktion geht weit über die bloße Symptomkontrolle hinaus. Sie beeinflusst alle Aspekte des täglichen Lebens und bietet die Chance, nicht nur gesünder, sondern auch glücklicher und erfüllter zu leben. Es ist ein ganzheitlicher Ansatz, der das Wohlbefinden auf körperlicher, emotionaler und sozialer Ebene fördert.

Umgang mit persistierenden Symptomen

Trotz der Erfolge der medikamentösen Therapie mit Levothyroxin gibt es Fälle, in denen die Behandlung nicht die erhofften Ergebnisse bringt oder einige Symptome persistieren. Dies kann für die betroffenen Patienten äußerst frustrierend sein, da sie trotz der Bemühungen und der Einhaltung der Therapie keine vollständige Linderung erfahren.

Die Gründe für diese anhaltenden Symptome können vielfältig sein. Manchmal ist die Dosisanpassung ein langwieriger Prozess und es kann einige Zeit dauern, bis die optimale Dosis gefunden ist. In anderen Fällen kann die Standardtherapie mit Levothyroxin allein nicht ausreichen und eine Kombinationstherapie mit T3 und T4 könnte erforderlich sein. Auch individuelle Faktoren wie die Absorption des Medikaments, Wechselwirkungen mit anderen Medikamenten oder Lebensmittel können die Wirksamkeit der Behandlung beeinflussen.

In solchen Fällen ist eine sorgfältige Überwachung durch den behandelnden Arzt unerlässlich. Regelmäßige Bluttests und Kontrolluntersuchungen helfen, die Ursache der anhaltenden Symptome zu identifizieren. Die Bereitschaft, verschiedene Ansätze auszuprobieren, kann ebenfalls entscheidend sein. Dies könnte auch eine Änderung des Lebensstils beinhalten, wie die Anpassung der Ernährung oder die Einführung eines regelmäßigen Bewegungsprogramms.

Der offene Dialog mit dem behandelnden Arzt ist in dieser Phase von größter Bedeutung. Die Kommunikation über die anhaltenden Symptome, die Bedenken und die Erwartungen hilft dem Arzt, die Behandlung individuell anzupassen und die bestmögliche Therapie zu finden. Es erfordert Geduld und Engagement sowohl vom Patienten als auch vom Arzt, aber mit der richtigen Herangehensweise und der Bereitschaft, verschiedene Therapieoptionen zu erkunden, ist es oft möglich, auch die hartnäckigsten Symptome zu überwinden und die Lebensqualität deutlich zu verbessern. Die medikamentöse Therapie der Schilddrüsenunterfunktion bietet viele Chancen, aber sie ist kein Allheilmittel. Sie erfordert eine sorgfältige Überwachung, Anpassung und manchmal Geduld. Doch mit der richtigen Behandlung und Unterstützung kann sie eine wirksame Lösung bieten, die das Leben von Menschen mit Schilddrüsenunterfunktion erheblich verbessert. Es ist ein Weg, der Hoffnung und Heilung bietet, aber auch Verständnis und Engagement erfordert.

Konventionelle und alternative Behandlungsmethoden

Die Behandlung von Schilddrüsenerkrankungen, insbesondere der Schilddrüsenunterfunktion, ist ein komplexes Unterfangen, das sowohl konventionelle als auch alternative Ansätze umfassen kann. Jeder Patient ist einzigartig und die Behandlung muss individuell angepasst werden, um die spezifischen Bedürfnisse und Symptome zu berücksichtigen.

Die Kombination aus medizinischen Maßnahmen und natürlichen Unterstützungsmethoden kann eine effektive Strategie sein, um die Lebensqualität zu steigern und die Symptome zu lindern. Ein individueller Behandlungsplan, der auf Ihre spezifischen Bedürfnisse und Ziele zugeschnitten ist, trägt maßgeblich zu Ihrem Wohlbefinden bei. Mehr darüber erfahren Sie im Rahmen des nachfolgenden Kapitels.

IHR INDIVIDUELLER BEHANDLUNGSPLAN

Die Behandlung einer Schilddrüsenunterfunktion ist kein Einheitsprogramm, sondern erfordert einen individuell zugeschnittenen Behandlungsplan. Dieser Plan berücksichtigt verschiedene Faktoren wie Ihre Symptome, Ihren allgemeinen Gesundheitszustand, Ihr Alter, Ihr Gewicht und Ihre Lebensweise. Der Plan wird in enger Zusammenarbeit mit Ihrem Arzt oder Endokrinologen entwickelt und kann verschiedene Elemente umfassen, darunter Hormonersatztherapie, regelmäßige Kontrollen und begleitende medizinische Maßnahmen.

Hormonersatztherapie: Die richtige Dosierung und Einnahme

Die Hormonersatztherapie mit Levothyroxin ist ein zentraler Bestandteil der Behandlung einer Schilddrüsenunterfunktion. Es ist ein sorgfältig abgestimmter Prozess, der auf die individuellen Bedürfnisse des Patienten zugeschnitten ist.

Die richtige Dosierung

Die Dosierung von Levothyroxin wird individuell festgelegt und basiert auf regelmäßigen Bluttests, die die Werte von TSH, T3 und T4 messen. Zu Beginn der Therapie kann es mehrere Wochen oder sogar Monate dauern, bis die ideale Dosierung gefunden ist. Dabei wird die Dosis schrittweise angepasst, um den Körper an das Medikament zu gewöhnen und die Hormonspiegel langsam zu normalisieren. Die Dosierung kann auch von anderen Faktoren beeinflusst werden, wie dem Gewicht des Patienten, dem Alter, dem Geschlecht und dem Vorhandensein anderer Gesundheitszustände.

Die Einnahme

Levothyroxin wird in der Regel einmal täglich eingenommen, vorzugsweise auf nüchternen Magen, etwa 30 bis 60 Minuten vor dem Frühstück. Die Einnahme auf nüchternen Magen gewährleistet die optimale Absorption des Medikaments. Um Schwankungen im Hormonspiegel zu vermeiden, sollte das Medikament konsequent zur gleichen Tageszeit eingenommen werden.

Lebensmittel und Medikamente, die vermieden werden sollten

Einige Lebensmittel und Medikamente können die Absorption von Levothyroxin beeinträchtigen. Dazu gehören:
• Lebensmittel:
– Soja
– Baumwollsaatöl
– Walnüsse
– ballaststoffreiche Lebensmittel

• Medikamente: Eisenpräparate, Calciumpräparate, Antazida und einige Cholesterinsenker können ebenfalls die Absorption beeinträchtigen.

• Kaffee: Es wird empfohlen, Kaffee mindestens eine Stunde nach der Einnahme von Levothyroxin zu vermeiden, da er die Absorption des Medikaments stören kann.

Kommunikation mit dem Arzt

Die offene und regelmäßige Kommunikation mit dem behandelnden Arzt ist entscheidend, um sicherzustellen, dass die Therapie effektiv ist. Wenn Sie andere Medikamente einnehmen oder spezielle Ernährungsbedürfnisse haben, sollte dies mit dem Arzt besprochen werden, um mögliche Wechselwirkungen zu vermeiden.

Regelmäßige Kontrollen: Wie Sie Ihre Therapie optimieren

Die Überwachung Ihrer Schilddrüsenfunktion und die Anpassung der Therapie sind ein kontinuierlicher Prozess, der nicht nur die Beteiligung Ihres Arztes, sondern auch Ihre aktive Teilnahme erfordert. Hier sind einige Schritte, die Sie in Ihrem Alltag unternehmen können, um Ihre Therapie zu optimieren:

Regelmäßige Bluttests

Diese Tests sind erforderlich, um sicherzustellen, dass Ihre Hormonspiegel im optimalen Bereich liegen. Ihr Arzt wird in der Regel alle 6 bis 12 Wochen Bluttests durchführen, wenn Sie mit der Therapie beginnen, und dann alle 6 bis 12 Monate, sobald Ihre Hormonspiegel stabil sind. Halten Sie diese Termine ein, da sie Ihrem Arzt ermöglichen, die Dosierung bei Bedarf anzupassen.

Tagebuch führen

Einige Patienten finden es hilfreich, ein Symptomtagebuch zu führen. Notieren Sie, wie Sie sich fühlen, eventuelle Nebenwirkungen oder Veränderungen in Ihrem Körper. Dies kann Ihrem Arzt helfen, ein klareres Bild von Ihrer Reaktion auf die Therapie zu erhalten und entsprechende Anpassungen vorzunehmen.

Medikamentenmanagement

Stellen Sie sicher, dass Sie Ihr Medikament zur gleichen Zeit jeden Tag einnehmen und die Anweisungen Ihres Arztes genau befolgen. Wenn Sie Schwierigkeiten haben, sich an die Einnahme zu erinnern, könnten Sie Erinnerungen in Ihrem Handy einstellen oder einen Medikamentendosierer verwenden.

Offene Kommunikation mit Ihrem Arzt

Sprechen Sie offen mit Ihrem Arzt über Ihre Symptome, Bedenken oder Fragen. Wenn Sie andere Medikamente einnehmen oder Änderungen in Ihrer Ernährung oder Ihrem Lebensstil vornehmen, teilen Sie dies Ihrem Arzt mit, da dies Ihre Therapie beeinflussen könnte.

Lebensstil- und Ernährungsüberlegungen

Ihr Arzt kann Ihnen spezifische Ernährungsrichtlinien oder Lebensstiländerungen empfehlen, die Ihre Therapie unterstützen. Dies könnte die Vermeidung bestimmter Lebensmittel oder die Einführung von Übungen zur Stressreduktion umfassen.

Verstehen Sie Ihre Therapie

Je mehr Sie über Ihre Schilddrüsenunterfunktion und die Behandlung wissen, desto besser können Sie an Ihrer eigenen Versorgung teilnehmen. Zögern Sie nicht, Ihren Arzt nach Informationsmaterialien oder vertrauenswürdigen Online-Ressourcen zu fragen.

Begleitende medizinische Maßnahmen zur Symptomlinderung

Neben der Hormonersatztherapie ist es oft notwendig, begleitende medizinische Maßnahmen in Betracht zu ziehen, um bestimmte Symptome der Schilddrüsenunterfunktion zu lindern. Diese Maßnahmen sind individuell und hängen von den spezifischen Symptomen und Bedürfnissen jedes Patienten ab. Hier sind einige mögliche begleitende Maßnahmen, die in Betracht gezogen werden könnten:

Behandlung von Begleiterkrankungen

Schilddrüsenunterfunktion kann mit anderen Erkrankungen wie Herz-Kreislauf-Erkrankungen oder Anämie verbunden sein. Anämie bezeichnet einen Zustand, bei dem der Körper nicht genügend gesunde rote Blutkörperchen hat, um einen ausreichenden Sauerstofftransport zu den Geweben sicherzustellen. Dies kann zu Müdigkeit, Schwäche und anderen Symptomen führen.

Ernährungsanpassungen

Eine spezielle Diät, die reich an Jod und anderen schilddrüsenunterstützenden Nährstoffen ist, kann hilfreich sein. Ein Ernährungsberater kann einen individuellen Ernährungsplan erstellen, der auf Ihre Bedürfnisse zugeschnitten ist. Dies könnte auch die Vermeidung von Lebensmitteln umfassen, die die Schilddrüsenfunktion hemmen könnten, wie bestimmtes Kohlgemüse.

Bewegungstherapie

Physiotherapie oder gezielte Übungen können dazu beitragen, Symptome wie Gelenkschmerzen oder Steifheit zu lindern. Ein Physiotherapeut kann ein individuelles Übungsprogramm entwickeln, das auf Ihre Symptome und Fitnessziele abgestimmt ist.

Psychologische Unterstützung

Chronische Erkrankungen wie Schilddrüsenunterfunktion können auch emotionale und psychologische Herausforderungen mit sich bringen. Psychotherapie oder Unterstützungsgruppen können hilfreich sein, um mit Stress oder Depressionen umzugehen, die mit der Erkrankung verbunden sein könnten.

Schlafmanagement

Schlafprobleme sind ein häufiges Symptom der Schilddrüsenunterfunktion. Schlafhygiene-Praktiken, Entspannungstechniken oder sogar eine Schlafstudie könnten notwendig sein, um Schlafstörungen zu behandeln.

Medikamentöse Behandlung von Symptomen

In einigen Fällen können zusätzliche Medikamente erforderlich sein, um bestimmte Symptome zu behandeln, wie z. B. Schmerzmittel für Gelenkschmerzen oder Medikamente zur Behandlung von hohem Cholesterin, das mit Schilddrüsenunterfunktion verbunden sein kann.

Regelmäßige Überwachung und Anpassung

Da Schilddrüsenunterfunktion eine komplexe Erkrankung ist, ist eine regelmäßige Überwachung und Anpassung der begleitenden Maßnahmen oft notwendig. Dies stellt sicher, dass die Therapie effektiv bleibt und auf Veränderungen in Ihren Symptomen oder Ihrem Lebensstil reagiert.

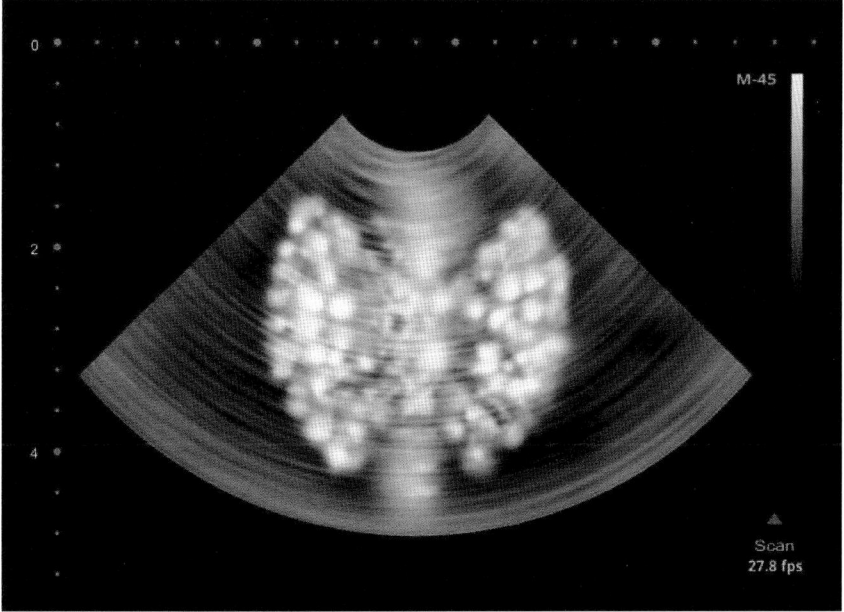

ERGÄNZENDE NATURHEILVERFAHREN

Neben der konventionellen medizinischen Behandlung suchen viele Menschen mit Schilddrüsenunterfunktion nach ergänzenden Naturheilverfahren, um ihre Symptome zu lindern und ihre allgemeine Gesundheit zu unterstützen. Diese Ansätze können eine wertvolle Ergänzung zum individuellen Behandlungsplan sein und bieten oft eine sanftere, ganzheitliche Perspektive. Von der Pflanzenheilkunde über Hydrotherapie bis hin zur Ernährung gibt es eine Vielzahl von Möglichkeiten, die Schilddrüse auf natürliche Weise zu unterstützen.

Natürliche Unterstützung für Ihre Schilddrüse: Pflanzenheilkunde

Die Pflanzenheilkunde, auch bekannt als Phytotherapie, ist eine alte Praxis, die die Verwendung von Pflanzen und Pflanzenextrakten zur Behandlung von Gesundheitsproblemen beinhaltet. In Bezug auf die Schilddrüsenunterfunktion gibt es bestimmte Kräuter, die dafür bekannt sind, die Schilddrüsenfunktion zu unterstützen und Symptome zu lindern.

Ashwagandha

Ashwagandha, auch bekannt als Withania somnifera, ist eine adaptogene Pflanze, die in der ayurvedischen Medizin weit verbreitet ist. Adaptogene Pflanzen helfen dem Körper, Stress besser zu bewältigen, und können das Gleichgewicht im Körper fördern. Ashwagandha wird speziell für die Schilddrüse geschätzt, da es helfen kann, den TSH-Spiegel zu regulieren. Einige Studien deuten darauf hin, dass es die Produktion von T4 erhöhen kann, wodurch die Energie gesteigert und Müdigkeit reduziert wird. Es wird oft in Form von Kapseln oder Pulver eingenommen und sollte unter Anleitung eines Fachmanns verwendet werden.

Schisandra

Schisandra, auch bekannt als Schisandra chinensis, ist ein weiteres Adaptogen, das das Immunsystem stärken und die Schilddrüsenfunktion unterstützen kann. Es wird in der Traditionellen Chinesischen Medizin verwendet und kann helfen, die Reaktion des Körpers auf Stress zu modulieren. Darüber hinaus kann Schisandra die Leberfunktion unterstützen, was wiederum die Umwandlung von T4 in das aktive T3-Hormon fördern kann. Schisandra wird oft als Tee oder Tinktur eingenommen.

Guggul

Guggul ist ein Harz, das aus dem Baum Commiphora mukul gewonnen wird und im Ayurveda verwendet wird, um den Stoffwechsel zu fördern. Es wird angenommen, dass Guggul die Aktivität von Schilddrüsenenzymen steigert, was bei der Regulierung der Schilddrüsenhormone hilfreich sein kann. Guggul kann auch die Umwandlung von T4 in T3 unterstützen und wird oft in Kombination mit anderen Kräutern in einer maßgeschneiderten Kräutermischung verwendet.

Meerfenchel

Meerfenchel, reich an Jod, ist ein maßgebliches Element für die Schilddrüsenfunktion, da Jod für die Produktion der Schilddrüsenhormone T3 und T4 erforderlich ist. Meerfenchel kann die Schilddrüsenfunktion unterstützen, indem es die notwendigen Nährstoffe für die Hormonproduktion liefert. Es kann frisch oder getrocknet in der Ernährung verwendet werden oder als Teil einer Kräuterzusammenstellung.

Blasentang

Blasentang, ein Seetang, der ebenfalls reich an Jod ist, wird oft zur Unterstützung der Schilddrüsenfunktion verwendet. Da Jod ein Schlüsselbestandteil der Schilddrüsenhormone ist, kann eine ausreichende Jodzufuhr dazu beitragen, eine gesunde Schilddrüsenfunktion aufrechtzuerhalten. Blasentang kann als Nahrungsergänzungsmittel oder in getrockneter Form als Gewürz verwendet werden.

Diese Kräuter können in verschiedenen Formen wie Tees, Tinkturen oder Kapseln eingenommen werden. Jedoch sind nicht alle Kräuter für jeden geeignet und einige können Wechselwirkungen mit Medikamenten haben oder bei bestimmten Gesundheitszuständen kontraindiziert sein. Die individuelle Beratung und Anleitung eines Fachmanns stellt sicher, dass die Pflanzenheilkunde auf sichere und effektive Weise in Ihren Behandlungsplan integriert wird.

Entspannung und Balance durch Hydrotherapie

Hydrotherapie, auch bekannt als Wassertherapie, ist eine alternative Behandlungsmethode, die das Heilungspotenzial von Wasser nutzt. Sie kann eine wertvolle Ergänzung zur konventionellen Behandlung einer Schilddrüsenunterfunktion sein, indem sie Entspannung fördert und das Gleichgewicht im Körper wiederherstellt. Hier sind einige Aspekte der Hydrotherapie, die speziell für die Unterstützung der Schilddrüsenfunktion verwendet werden können:

Warme Bäder

Warme Bäder können die Durchblutung fördern und Muskelverspannungen lösen, die oft mit Schilddrüsenunterfunktion einhergehen. Die Wärme des Wassers wirkt beruhigend auf das Nervensystem und kann helfen, Stress, der die Schilddrüsenfunktion beeinträchtigen kann, abzubauen. Die Zugabe von ätherischen Ölen oder Mineralien wie Magnesium kann die entspannende Wirkung verstärken.

Kontrastbäder

Kontrastbäder, bei denen zwischen warmem und kaltem Wasser gewechselt wird, können das Immunsystem stärken und die Durchblutung anregen. Dies kann die Energie steigern und die allgemeine Funktion der Schilddrüse unterstützen. Der Wechsel zwischen den Temperaturen sollte schrittweise erfolgen und diese Therapie sollte unter Anleitung eines Fachmanns durchgeführt werden.

Kneipp-Anwendungen

Die Kneipp-Therapie, benannt nach dem deutschen Priester Sebastian Kneipp (1821–1897), ist eine bekannte Form der Hydrotherapie, die verschiedene Wasseranwendungen kombiniert. Dies kann Wassertreten in kaltem Wasser, Wickel oder Bäder umfassen. Die Kneipp-Therapie zielt darauf ab, das Gleichgewicht im Körper wiederherzustellen, und kann bei der Regulierung der Schilddrüsenfunktion hilfreich sein.

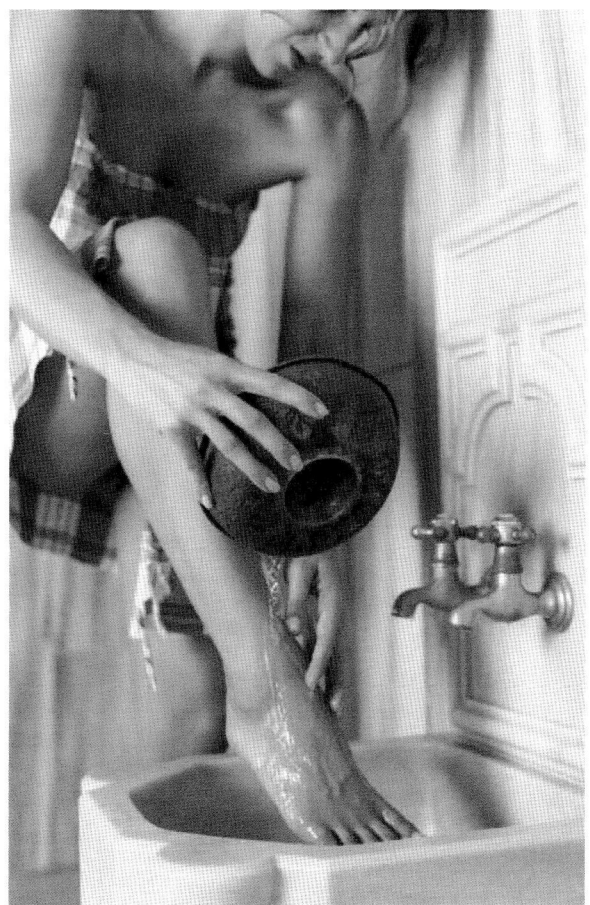

Schwimmen und Wasserübungen

Schwimmen und spezielle Wasserübungen können eine sanfte Möglichkeit sein, den Körper zu bewegen und die Gelenke und Muskeln zu stärken, ohne sie zu belasten. Dies kann besonders nützlich sein, wenn Gelenkschmerzen oder Steifheit Symptome der Schilddrüsenunterfunktion sind.

Heilquellen und Thermalbäder

Das Baden in Heilquellen oder Thermalbädern, die reich an Mineralien sind, kann spezifische Nährstoffe liefern, die die Schilddrüse unterstützen. Die Kombination von Wärme und Mineralien kann tief entspannend sein und zur Linderung von Symptomen beitragen.

GANZHEITLICHER ANSATZ: HOMÖOPATHIE UND TCM

Die Behandlung von Schilddrüsenunterfunktion und anderen Schilddrüsenerkrankungen erfordert oft einen ganzheitlichen Ansatz, der über die konventionelle Medizin hinausgeht. In diesem Zusammenhang gewinnen Homöopathie und Traditionelle Chinesische Medizin (TCM) zunehmend an Bedeutung. Diese alternativen Heilmethoden betrachten den Körper als ein komplexes System, in dem alles miteinander verbunden ist, und zielen darauf ab, das Gleichgewicht und die Harmonie im Körper wiederherzustellen.

Die Homöopathie basiert auf dem Prinzip, dass „Ähnliches mit Ähnlichem geheilt wird". Sie verwendet stark verdünnte Substanzen, die in höheren Dosen ähnliche Symptome hervorrufen würden wie jene, die behandelt werden sollen. Die Homöopathie kann eine sanfte und individuelle Unterstützung bieten, die auf die spezifischen Symptome und Bedürfnisse des Einzelnen zugeschnitten ist.

Die Traditionelle Chinesische Medizin hingegen hat eine Jahrtausende alte Geschichte und basiert auf der Vorstellung von Qi, der Lebensenergie, die durch den Körper fließt. Störungen im Fluss des Qi können zu Krankheiten führen und die TCM verwendet Techniken wie Akupunktur, Kräutermedizin und Ernährung, um diesen Fluss zu harmonisieren und das Gleichgewicht wiederherzustellen.

Homöopathische Mittel bei Schilddrüsenunterfunktionssymptomen

Die Homöopathie bietet eine Vielzahl von Behandlungsmöglichkeiten für Menschen mit Schilddrüsenunterfunktion, indem sie individuell auf die spezifischen Symptome und den gesamten Gesundheitszustand des Patienten eingeht. Im Gegensatz zur konventionellen Medizin, die sich oft auf die Behandlung der Krankheit selbst konzentriert, zielt die Homöopathie darauf ab, den gesamten Organismus zu stärken und das Gleichgewicht wiederherzustellen. Hier sind einige gängige homöopathische Mittel, die bei Schilddrüsenunterfunktionssymptomen eingesetzt werden können:

Thyroidinum

Thyroidinum wird aus der getrockneten Schilddrüse von Schafen oder Schweinen hergestellt. Es wird oft verwendet, um die allgemeine Schilddrüsenfunktion zu unterstützen, insbesondere wenn Symptome wie Müdigkeit, Kälteempfindlichkeit und unerklärliche Gewichtszunahme vorliegen. Die Wirkung zielt darauf ab, die Schilddrüsenaktivität zu normalisieren und das Energieniveau zu steigern.

Calcarea carbonica

Dieses Mittel wird aus der inneren Schicht von Austernschalen gewonnen. Es ist besonders geeignet für Menschen, die an chronischer Müdigkeit und Schwäche leiden und eine Neigung zu Übergewicht haben. Calcarea carbonica kann auch bei Patienten hilfreich sein, die sich leicht überfordert fühlen und Schwierigkeiten haben, sich an Veränderungen anzupassen.

Sepia

Sepia wird aus der Tinte des Tintenfischs hergestellt und kann bei Frauen mit Schilddrüsenunterfunktion hilfreich sein. Es wird insbesondere dann eingesetzt, wenn Menstruationsstörungen, Stimmungsschwankungen oder eine allgemeine Erschöpfung auftreten. Sepia kann auch das emotionale Gleichgewicht fördern.

Lycopodium

Lycopodium, gewonnen aus den Sporen des Bärlapps, kann bei Verdauungsproblemen, Blähungen und allgemeiner Schwäche im Zusammenhang mit einer Schilddrüsenunterfunktion eine geeignete Wahl sein. Es unterstützt die Verdauung und kann die Energie steigern.

Nux vomica

Nux vomica wird aus der Brechnuss hergestellt und kann bei Schilddrüsenunterfunktion helfen, wenn Symptome wie Verstopfung, Übelkeit und allgemeine Reizbarkeit vorliegen. Es wirkt beruhigend auf das Nervensystem und kann die Verdauungsfunktion verbessern.

Die Homöopathie kann als ergänzende Therapie zur konventionellen Behandlung eingesetzt werden und bietet eine sanfte, nicht-invasive Möglichkeit, die Symptome der Schilddrüsenunterfunktion zu lindern und das allgemeine Wohlbefinden zu fördern. Durch die Kombination von Homöopathie mit anderen Behandlungsansätzen kann ein ganzheitlicherer und individuellerer Behandlungsplan erstellt werden, der auf die individuellen Bedürfnisse jedes Patienten zugeschnitten ist. Diese homöopathischen Mittel sind in der Regel in Apotheken, Naturkostläden oder über spezialisierte Online-Shops erhältlich. Die Einnahme erfolgt meist in Form von Globuli, Tabletten oder Tropfen und sollte stets nach Rücksprache mit einem qualifizierten Homöopathen erfolgen, um die richtige Dosierung und Anwendung zu gewährleisten.

Akupunktur und TCM: Harmonisierung des Energieflusses

Die Traditionelle Chinesische Medizin (TCM) ist eine jahrtausendealte Heilkunst, die auf der Vorstellung basiert, dass der menschliche Körper von einer Lebensenergie, bekannt als „Qi", durchströmt wird. Diese Energie bewegt sich entlang spezifischer Bahnen, die als Meridiane bezeichnet werden, und verbindet alle Hauptorgane miteinander. Wenn der Fluss des Qi blockiert oder aus dem Gleichgewicht gerät, kann dies zu Krankheiten oder Beschwerden führen. Die Schilddrüsenunterfunktion, mit ihren vielfältigen Symptomen, kann in der TCM als ein Ungleichgewicht im Energiefluss interpretiert werden. Akupunktur und andere Techniken der TCM bieten Ansätze, dieses Gleichgewicht wiederherzustellen.

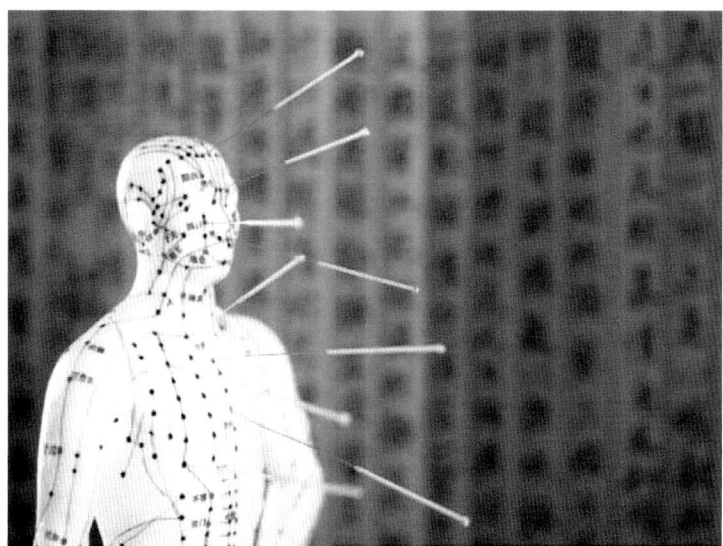

Akupunktur: Die Kunst der Nadeln

Als zentraler Bestandteil der TCM ist die Akupunktur eine der ältesten Heilmethoden der Welt. Sie nutzt die Philosophie des Qi und der Meridiane, um Blockaden zu lösen und das energetische Gleichgewicht im Körper wiederherzustellen. Durch das Einführen von dünnen Nadeln in bestimmte Punkte entlang der Meridiane kann die Energie wieder frei fließen und Symptome wie diejenigen, die mit einer Schilddrüsenunterfunktion verbunden sind, können gelindert werden. Die Akupunktur bietet einen ganzheitlichen Ansatz, der nicht nur auf die Behandlung von Symptomen abzielt, sondern auch das allgemeine Wohlbefinden fördert.

Die Technik

Meridianpunkte sind spezifische Orte, an denen die Energie an die Oberfläche kommt und manipuliert werden kann. Die Nadeln werden mit Präzision platziert und können gedreht, erhitzt oder sogar mit elektrischem Strom stimuliert werden, um den gewünschten Effekt zu erzielen.

Anwendung bei Schilddrüsenunterfunktion

Bei Schilddrüsenunterfunktion, einer Erkrankung, bei der die Schilddrüse nicht genügend Hormone produziert, kann die Akupunktur eine wertvolle unterstützende Therapie sein. Symptome wie Müdigkeit, Gewichtszunahme, Kälteempfindlichkeit und Stimmungsschwankungen können durch die Harmonisierung des Energieflusses gelindert werden.

Die Auswahl der Akupunkturpunkte wird individuell auf den Patienten abgestimmt, basierend auf einer gründlichen Untersuchung und Diagnose durch den TCM-Praktiker. Die Diagnose berücksichtigt nicht nur die Symptome, sondern auch die Lebensweise, die Ernährung und das emotionale Wohlbefinden des Patienten.

Die Erfahrung

Die Behandlung kann entspannend wirken und das allgemeine Wohlbefinden fördern. Viele Patienten berichten von einer sofortigen Verbesserung ihrer Symptome. Die Empfindungen während der Akupunktur variieren von einem leichten Kribbeln bis zu einem Gefühl der Wärme oder des Energieflusses im Körper.

Integration in die Gesamtbehandlung

Die Akupunktur kann allein oder in Kombination mit anderen Behandlungsmethoden, einschließlich der konventionellen Hormonersatztherapie, angewendet werden. Sie bietet einen ganzheitlichen Ansatz, der nicht nur die Symptome behandelt, sondern auch das allgemeine Wohlbefinden fördert.

Durch die Kombination von alten Weisheiten mit modernen Techniken stellt die Akupunktur eine sanfte und natürliche Möglichkeit dar, das Gleichgewicht im Körper wiederherzustellen und die Lebensqualität zu verbessern.

TCM-Kräutertherapie: Pflanzliche Unterstützung

In der Traditionellen Chinesischen Medizin (TCM) spielt die Kräutertherapie eine ebenso ausgeprägte Rolle wie die Akupunktur. Sie bietet einen reichen Schatz an pflanzlichen Heilmitteln, die individuell auf den Patienten abgestimmt sind, um das energetische Ungleichgewicht zu korrigieren, das die Schilddrüsenunterfunktion verursachen kann. Die Auswahl der Kräuter basiert auf einer detaillierten Diagnose, die die individuelle Konstitution, die Natur der Erkrankung und die spezifischen Symptome berücksichtigt. Die Kräuter werden oft in Kombination verwendet, um eine synergistische Wirkung zu erzielen, bei der die Eigenschaften eines Krauts die Wirkung eines anderen verstärkt oder ergänzt.

Die Verabreichung der Kräuter kann in verschiedenen Formen erfolgen, darunter Tees, Tinkturen, Kapseln oder sogar als Nahrungsmittelzusatz. Die Kräuter können dazu beitragen, die Schilddrüsenfunktion zu unterstützen, den Stoffwechsel anzukurbeln, das Immunsystem zu stärken und die allgemeine Vitalität zu fördern.

Einige Beispiele für Kräuter, die in der TCM zur Behandlung einer Schilddrüsenunterfunktion verwendet werden könnten, sind:

- **Astragalus:** Bekannt für seine immunstärkenden Eigenschaften, kann es helfen, die Energie zu steigern.

- **Rehmannia:** Oft verwendet, um das Blut zu nähren und die Nieren zu stärken, zwei Aspekte, die in der TCM mit der Schilddrüsenfunktion in Verbindung stehen.

- **Kelp:** Ein Seetang, der reich an Jod ist, ein essentielles Element für die Schilddrüsenfunktion.

In Kombination mit anderen TCM-Methoden wie Akupunktur oder Ernährungstherapie bietet die Kräutertherapie einen ganzheitlichen Ansatz, der nicht nur die Symptome behandelt, sondern auch die zugrunde liegenden Ungleichgewichte adressiert, die zur Schilddrüsenunterfunktion führen können. Dieser Ansatz zielt darauf ab, den Körper in einen Zustand der Harmonie und des Wohlbefindens zurückzuführen, der über die bloße Symptomkontrolle hinausgeht.

Qi-Gong und Tai-Chi: Bewegung und Meditation

Qi-Gong und Tai-Chi sind zwei Bewegungsformen, die tief in der Traditionellen Chinesischen Medizin (TCM) verwurzelt sind. Sie repräsentieren eine einzigartige Verbindung von Bewegung, Atmung und Meditation, die darauf abzielt, den Fluss des Qi, der Lebensenergie, zu fördern und den Geist und Körper in Einklang zu bringen. Diese Praktiken können eine wertvolle Ergänzung zur Behandlung einer Schilddrüsenunterfunktion sein und bieten eine ganzheitliche Herangehensweise an das Thema Gesundheit.

● **Qi-Gong**, wörtlich übersetzt als „Energiearbeit", ist eine Sammlung von Übungen, die die Bewegung des Qi im Körper fördern. Die Praxis umfasst sanfte, fließende Bewegungen, die mit der Atmung synchronisiert sind, und spezifische Meditationstechniken. Qi-Gong wird oft als Weg zur Selbstheilung betrachtet, da es hilft, Blockaden im Energiefluss zu lösen und das Gleichgewicht von Yin und Yang im Körper wiederherzustellen. Bei Schilddrüsenunterfunktion kann Qi-Gong dazu beitragen, Symptome wie Müdigkeit und Stress zu lindern und das allgemeine Wohlbefinden zu steigern.

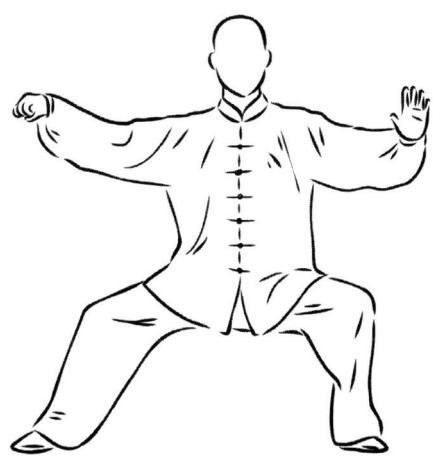

● **Tai-Chi,** oft als „Meditation in Bewegung" bezeichnet, ist eine alte chinesische Kampfkunst, die heute hauptsächlich für Gesundheitszwecke praktiziert wird. Die langsamen, kontrollierten Bewegungen von Tai-Chi fördern die Beweglichkeit, Koordination und Konzentration. Die Praxis hilft, den Geist zu beruhigen, und fördert ein tiefes Gefühl von innerer Ruhe und Balance. Bei Schilddrüsenunterfunktion kann Tai-Chi dazu beitragen, das Immunsystem zu stärken, die Energie zu erhöhen und die Lebensqualität zu verbessern.

Die regelmäßige Praxis von Qi-Gong oder Tai-Chi bietet zahlreiche Vorteile. Die Kombination von Bewegung und Meditation hilft, den Geist zu beruhigen und Stress abzubauen. Die Förderung des Qi-Flusses kann die Vitalität und Energie steigern, was besonders hilfreich sein kann, um die Müdigkeit zu bekämpfen, die oft mit einer Schilddrüsenunterfunktion einhergeht. Zudem fördern die Praktiken ein Gefühl von innerer Ruhe und helfen, den Körper und Geist in einen harmonischen Zustand zu bringen.

Diese Techniken können zu Hause oder in Gruppen unter Anleitung eines erfahrenen Lehrers praktiziert werden. Viele Gemeinden bieten Kurse an, die speziell auf die Bedürfnisse von Menschen mit chronischen Gesundheitsproblemen zugeschnitten sind. Die Integration von Qi-Gong oder Tai-Chi in den Alltag kann eine bereichernde und unterstützende Ergänzung zur konventionellen Behandlung einer Schilddrüsenunterfunktion sein und einen Weg zu mehr Balance und Wohlbefinden bieten.

Der Weg zu mehr Balance und Wohlbefinden

Die Behandlung einer Schilddrüsenunterfunktion ist nicht nur eine Frage der Symptomkontrolle, sondern auch ein Weg zur Verbesserung der Lebensqualität. Der ganzheitliche Ansatz der Traditionellen Chinesischen Medizin (TCM) bietet eine umfassende Perspektive, die über die rein körperliche Ebene hinausgeht und auch den Geist und die Emotionen berücksichtigt:

● Jeder Mensch ist einzigartig und die TCM erkennt dies an, indem sie eine individuelle Diagnose und Behandlung bietet. Die Therapie wird auf die spezifischen Bedürfnisse und Symptome jedes Patienten zugeschnitten, wobei Faktoren wie Lebensstil, Ernährung und emotionale Gesundheit berücksichtigt werden.

● Die TCM betrachtet den Menschen als Ganzes und strebt danach, Körper, Geist und Seele in Einklang zu bringen. Durch die Kombination von Akupunktur, Kräutertherapie, Qi-Gong und Tai-Chi wird ein ganzheitlicher Ansatz verfolgt, der alle Aspekte des Seins berührt.

• Die TCM legt großen Wert auf Selbstpflege und Prävention. Patienten werden ermutigt, aktiv an ihrer Gesundheit teilzunehmen, indem sie gesunde Lebensgewohnheiten pflegen, Stress reduzieren und regelmäßig Übungen wie Qi-Gong oder Tai-Chi praktizieren.

• Die TCM lehrt, dass die Gesundheit in direkter Beziehung zur Natur steht. Die Harmonisierung mit den natürlichen Rhythmen und Zyklen kann die Gesundheit fördern. Dies kann durch die Anpassung der Ernährung an die Jahreszeiten, das Verständnis der eigenen Konstitution und das Leben im Einklang mit der Umwelt erreicht werden.

• Emotionale Gesundheit stellt einen wesentlichen Aspekt des Wohlbefindens dar. Die TCM bietet Werkzeuge, um emotionale Blockaden zu lösen und das Herz zu öffnen. Die Verbindung von Geist und Körper durch Meditation und Bewegung kann helfen, emotionale Wunden zu heilen und ein Gefühl von Freude und Zufriedenheit zu fördern.

• Viele TCM-Praktiken, wie Tai-Chi oder Qi-Gong, werden oft in Gruppen durchgeführt, was ein Gefühl der Gemeinschaft und Unterstützung fördert. Dies kann das Gefühl der Isolation verringern, das manchmal mit chronischen Erkrankungen einhergeht, und ein Netzwerk von Gleichgesinnten bieten.

Der Weg zu mehr Balance und Wohlbefinden ist ein fortlaufender Prozess, der Engagement und Offenheit erfordert. Die Traditionelle Chinesische Medizin bietet einen reichen und vielfältigen Ansatz, der die Kraft hat, nicht nur die Symptome der Schilddrüsenunterfunktion zu behandeln, sondern auch, das Leben auf tiefere und bedeutungsvollere Weise zu bereichern. Es ist ein Weg, der die Tür zu einer ganzheitlichen Gesundheit öffnet und die Möglichkeit bietet, ein erfülltes und harmonisches Leben zu führen.

Selbstmanagement – Umgang mit Herausforderungen im Alltag

Das Leben mit einer Schilddrüsenunterfunktion kann eine komplexe und manchmal überwältigende Erfahrung sein. Die Symptome und die Notwendigkeit einer kontinuierlichen Behandlung können den Alltag beeinträchtigen und zusätzliche Herausforderungen mit sich bringen. In diesem Kontext wird das Selbstmanagement zu einem Werkzeug, um nicht nur die Krankheit effektiv zu bewältigen, sondern auch, um ein erfülltes und ausgewogenes Leben zu führen.

Selbstmanagement bedeutet, die Verantwortung für die eigene Gesundheit und das Wohlbefinden zu übernehmen. Es geht darum, die Kontrolle über die eigenen Entscheidungen und Handlungen zu haben und sie in Einklang mit den persönlichen Zielen und Bedürfnissen zu bringen. Dies erfordert Selbstreflexion, Zielsetzung, Zeitmanagement, Stressbewältigung, klare Kommunikation und Selbstfürsorge.

Der Umgang mit einer chronischen Erkrankung wie der Schilddrüsenunterfunktion erfordert mehr als nur medizinische Behandlung; er erfordert auch eine aktive Beteiligung und das Engagement, sich selbst und die eigenen Bedürfnisse zu verstehen. Dieses Kapitel soll die Werkzeuge und das Wissen vermitteln, um diesen Weg mit Zuversicht und Selbstbewusstsein zu beschreiten.

SELBSTREFLEXION UND ZIELSETZUNG

Selbstreflexion ist ein kraftvolles Werkzeug, das oft übersehen wird, besonders, wenn man mit den täglichen Herausforderungen einer chronischen Erkrankung wie der Schilddrüsenunterfunktion konfrontiert ist. Es geht darum, einen Moment innezuhalten und sich selbst zu betrachten, die eigenen Stärken und Schwächen, Werte, Ziele und Wünsche zu erkennen.

Die Fähigkeit, sich selbst zu reflektieren, ermöglicht es, ein tieferes Verständnis für die eigenen Bedürfnisse und Emotionen zu entwickeln. Sie hilft, die eigenen Stärken zu erkennen und auf ihnen aufzubauen, aber auch, die Bereiche zu identifizieren, in denen Entwicklungspotenziale liegen. Dies kann zu einer gezielteren und effektiveren Zielsetzung führen und dazu beitragen, die Lebensqualität insgesamt zu verbessern.

Ein Tagebuch oder Journal kann ein hilfreiches Werkzeug für die Selbstreflexion sein. Durch das regelmäßige Aufschreiben von Gedanken, Gefühlen und Erfahrungen kann ein klareres Bild der eigenen Persönlichkeit und der damit verbundenen Herausforderungen und Möglichkeiten entstehen.

SMARTe Ziele setzen: Konkrete, messbare und erreichbare Ziele definieren

Ziele geben Richtung und Zweck. Sie sind der Kompass, der den Weg weist, besonders, wenn man sich auf einer Reise durch die komplexe Landschaft einer chronischen Erkrankung befindet. Die Definition von Zielen kann jedoch überwältigend sein, besonders, wenn die Ziele vage oder unrealistisch sind.

Die SMART-Methode bietet einen praktischen Ansatz zur Zielsetzung. SMART ist ein Akronym, das aus dem Englischen stammt, und steht für Spezifisch (Specific), Messbar (Measurable), Erreichbar (Achievable), Relevant (Relevant) und Zeitgebunden (Time-bound). Indem man diese Kriterien bei der Festlegung von Zielen anwendet, wird es einfacher, klare und realistische Ziele zu definieren, die wirklich erreichbar sind.

• **Spezifisch**: Was genau möchten Sie erreichen? Seien Sie so klar und präzise wie möglich.

• **Messbar**: Wie werden Sie wissen, dass Sie Ihr Ziel erreicht haben? Was sind die konkreten Indikatoren oder Maßstäbe?

• **Erreichbar**: Ist das Ziel realistisch? Haben Sie die Ressourcen und Fähigkeiten, um es zu erreichen?

• **Relevant**: Passt das Ziel zu Ihren Werten und langfristigen Zielen? Ist es sinnvoll für Sie?

• **Zeitgebunden**: Wann möchten Sie Ihr Ziel erreichen? Setzen Sie einen klaren Zeitrahmen.

Die Motivation aufrechterhalten: Finden Sie Ihre persönlichen Antriebsfaktoren

Die Aufrechterhaltung der Motivation beeinflusst maßgeblich den Umgang mit den Herausforderungen einer Schilddrüsenunterfunktion. Motivation ist entscheidend für die Fortsetzung der Behandlung und das Erreichen der gesundheitlichen Ziele. Sie kann jedoch durch die Symptome und Belastungen der Erkrankung beeinträchtigt werden. Das Verständnis der eigenen Antriebsfaktoren ist entscheidend, um die Motivation aufrechtzuerhalten.

- Was treibt Sie an?

- Was inspiriert Sie?

- Was gibt Ihnen Energie?

Diese Fragen können helfen, die persönlichen Antriebsfaktoren zu identifizieren, die Sie motivieren und antreiben. Vielleicht ist es der Wunsch, sich wieder fit und energiegeladen zu fühlen, oder die Sehnsucht, ein aktives und erfülltes Leben trotz der Erkrankung zu führen. Es könnte auch die Unterstützung von Familie und Freunden sein, die Sie motiviert.

Es kann auch hilfreich sein, kleine, erreichbare Zwischenziele zu setzen, um den Fortschritt sichtbar zu machen und Erfolgserlebnisse zu schaffen. Diese Zwischenziele könnten so einfach sein wie das regelmäßige Einnehmen der Medikamente oder das Einhalten eines Ernährungsplans. Belohnen Sie sich für erreichte Meilensteine, vielleicht mit einem besonderen Leckerbissen oder einem entspannenden Abend, und erinnern Sie sich regelmäßig an Ihre langfristigen Ziele und Visionen. Visualisieren Sie, wo Sie in einem Jahr oder fünf Jahren sein möchten, und halten Sie dieses Bild lebendig vor Augen.

Die Aufrechterhaltung der Motivation stellt einen dynamischen Prozess dar, der Anpassungsfähigkeit und Selbstbewusstsein erfordert. Schwankungen der Motivation sind insbesondere bei einer chronischen Erkrankung wie der Schilddrüsenunterfunktion zu erwarten. Durch die Identifizierung persönlicher Antriebsfaktoren lässt sich jedoch eine konstante Quelle für Inspiration und Energie etablieren, die zur Erreichung gesundheitlicher Ziele und zur Verbesserung der Lebensqualität beiträgt.

Die Kombination von Selbstreflexion, kluger Zielsetzung und der Fähigkeit, die Motivation aufrechtzuerhalten, bildet ein starkes Fundament für das Selbstmanagement. Dieses ermöglicht, die Kontrolle über das eigene Leben zu übernehmen und die Herausforderungen der Schilddrüsenunterfunktion mit Zuversicht und Entschlossenheit zu bewältigen.

ZEITMANAGEMENT UND PRIORISIERUNG

Das Leben mit einer Schilddrüsenunterfunktion kann eine Herausforderung sein, besonders, wenn es darum geht, die täglichen Anforderungen und Verantwortlichkeiten zu bewältigen. Zeitmanagement und Priorisierung sind Schlüsselkompetenzen, die Ihnen helfen können, Ihre Zeit effektiv und effizient zu nutzen, ohne sich überfordert oder gestresst zu fühlen.

Die richtige Balance finden: Wie Sie Ihre Zeit effektiv und effizient nutzen

Die richtige Balance zwischen Arbeit, Freizeit, Selbstfürsorge und anderen Verpflichtungen zu finden, ist entscheidend, um ein erfülltes und ausgewogenes Leben zu führen. Beginnen Sie damit, Ihre Zeit zu analysieren:

- Wo verbringen Sie die meiste Zeit?

- Was sind die Aktivitäten, die Ihnen Energie geben, und welche rauben Ihnen Energie?

Erstellen Sie einen Wochenplan, der Ihre täglichen und wöchentlichen Aufgaben, Verpflichtungen und Ziele berücksichtigt. Integrieren Sie Zeit für Entspannung, Bewegung und Hobbys, die Ihnen Freude bereiten. Die Verwendung von Planungstools wie Kalendern oder Apps kann Ihnen helfen, den Überblick zu behalten.

Prioritäten setzen: Identifizieren Sie wichtige Aufgaben und Tätigkeiten

Nicht alle Aufgaben sind gleich wichtig. Das Erlernen, Prioritäten zu setzen, kann Ihnen helfen, sich auf das zu konzentrieren, was wirklich zählt. Identifizieren Sie die Aufgaben, die dringend und wichtig sind, und konzentrieren Sie sich darauf, diese zuerst zu erledigen.

Eine Methode, um Prioritäten zu setzen, ist die *Eisenhower-Matrix*, bei der Aufgaben in vier Kategorien eingeteilt werden: dringend und wichtig; wichtig, aber nicht dringend; dringend, aber nicht wichtig; weder dringend noch wichtig. Dies kann Ihnen helfen, zu entscheiden, was Sie zuerst tun sollten und was delegiert oder sogar ignoriert werden kann.

Kategorie	Beschreibung	Beispielaktionen
Dringend und wichtig	Aufgaben, die sofortige Aufmerksamkeit erfordern und nicht aufgeschoben werden können.	medizinische Termine, Fristen für die Arbeit
Wichtig, aber nicht dringend	Aufgaben, die wichtig sind, aber nicht sofort erledigt werden müssen.	langfristige Gesundheitsziele, Hobbys
Dringend, aber nicht wichtig	Aufgaben, die sofortige Aufmerksamkeit erfordern, aber nicht kritisch sind.	E-Mails beantworten, Anrufe tätigen
Weder dringend noch wichtig	Aufgaben, die weder sofortige Aufmerksamkeit erfordern noch kritisch sind.	soziale Medien, Fernsehen

Diese Matrix kann als Werkzeug verwendet werden, um Ihre täglichen, wöchentlichen oder monatlichen Aufgaben zu organisieren und sicherzustellen, dass Sie sich auf das konzentrieren, was wirklich wichtig ist, während Sie gleichzeitig die Kontrolle über Ihre Zeit behalten.

Umgang mit Zeitfallen und Ablenkungen: Schaffen Sie eine produktive Arbeitsumgebung

In unserer heutigen, schnelllebigen Welt ist es leicht, von Ablenkungen und Zeitfallen gefangen zu werden. Ob es sich um soziale Medien, E-Mails oder unerwartete Unterbrechungen handelt, diese Ablenkungen können Ihre Produktivität erheblich beeinträchtigen.

Schaffen Sie eine Arbeitsumgebung, die auf Produktivität ausgerichtet ist. Legen Sie feste Zeiten für das Überprüfen von E-Mails oder sozialen Medien fest und halten Sie sich daran. Nutzen Sie Techniken wie die Pomodoro-Technik, bei der Sie in festgelegten Intervallen arbeiten und dann Pausen einlegen. Wenn Sie von zu Hause aus arbeiten, legen Sie klare Grenzen zwischen Arbeits- und Freizeitbereichen fest. Informieren Sie Familie und Freunde über Ihre Arbeitszeiten, damit Sie ungestört arbeiten können.

Anleitung: Die Pomodoro-Technik

Die Pomodoro-Technik ist eine Zeitmanagement-Methode, die in den späten 1980er Jahren entwickelt wurde. Sie basiert auf der Idee, die Arbeitszeit in fokussierte Intervalle zu unterteilen, die durch kurze Pausen getrennt sind. Hier ist eine Anleitung, wie Sie die Pomodoro-Technik anwenden können:

- **Wählen Sie eine Aufgabe aus**
Wählen Sie eine Aufgabe oder ein Projekt aus, an der bzw. an dem Sie arbeiten möchten. Es sollte etwas sein, das Ihre volle Aufmerksamkeit erfordert.
- **Stellen Sie einen Timer auf 25 Minuten**
Die traditionelle Pomodoro-Technik verwendet 25-minütige Arbeitsintervalle, die als „Pomodoros" bezeichnet werden. Stellen Sie einen Timer auf 25 Minuten ein und beginnen Sie mit der Arbeit an Ihrer Aufgabe.
- **Arbeiten Sie, bis der Timer klingelt**
Arbeiten Sie an Ihrer Aufgabe, bis der Timer klingelt. Wenn Sie während dieser Zeit abgelenkt werden oder an etwas anderes denken, notieren Sie es schnell und kehren Sie sofort zu Ihrer Aufgabe zurück.
- **Machen Sie eine kurze Pause**
Nachdem der Timer geklingelt hat, machen Sie eine kurze Pause von 5 Minuten. Nutzen Sie diese Zeit, um sich zu entspannen, sich zu strecken oder etwas Wasser zu trinken.
- **Wiederholen Sie die Schritte**
Wiederholen Sie die Schritte 1 bis 4. Nachdem Sie vier Pomodoros abgeschlossen haben, machen Sie eine längere Pause von 15 bis 30 Minuten.
- **Verfolgen Sie Ihren Fortschritt**
Halten Sie Ihren Fortschritt fest, indem Sie aufzeichnen, wie viele Pomodoros Sie für verschiedene Aufgaben oder Projekte benötigen. Dies kann Ihnen helfen, Ihre Zeit in Zukunft besser einzuschätzen.

Tipps:
- Verwenden Sie einen physischen Timer oder eine spezielle Pomodoro-App, um die Zeit zu messen.
- Halten Sie sich strikt an die Zeitintervalle, um die Methode effektiv zu machen.
- Passen Sie die Länge der Pomodoros und Pausen an Ihre Bedürfnisse an. Manche Menschen finden längere oder kürzere Intervalle effektiver.

Die Pomodoro-Technik ist ein einfaches, aber leistungsfähiges Werkzeug, das Ihnen helfen kann, fokussierter zu arbeiten und Ihre Produktivität zu steigern. Es erfordert wenig Übung und kann leicht in Ihren täglichen Arbeitsablauf integriert werden.

Das Managen von Zeit und das Setzen von Prioritäten sind dynamische Prozesse, die ständige Überwachung und Feinabstimmung erfordern. Es handelt sich nicht um einmalige Aufgaben, die abgehakt und vergessen werden können. Vielmehr sind sie zentrale Fähigkeiten, die entwickelt und regelmäßig überprüft werden müssen.

Indem Sie lernen, Ihre Zeit effektiv zu nutzen, können Sie nicht nur Ihre täglichen Aufgaben besser bewältigen, sondern auch mehr Zeit für das finden, was für Sie wirklich von Bedeutung ist. Das Setzen von klaren Prioritäten hilft Ihnen, sich auf das Wesentliche zu konzentrieren und nicht in der Flut von weniger wichtigen Aufgaben unterzugehen.

Ablenkungen sind ein allgegenwärtiger Teil des modernen Lebens und das Lernen, diese zu minimieren, kann Ihre Produktivität und Zufriedenheit erheblich steigern. Ob es sich um ständige Benachrichtigungen auf dem Smartphone oder um Unterbrechungen durch Kollegen handelt, das Erkennen und Kontrollieren dieser Ablenkungen kann Ihnen helfen, fokussierter und effizienter zu arbeiten.

Diese Fähigkeiten sind besonders wertvoll, wenn Sie mit den Herausforderungen einer Schilddrüsenunterfunktion oder einer anderen chronischen Erkrankung umgehen. Die Symptome können Ihre Energie und Konzentration beeinträchtigen, aber durch effektives Zeitmanagement und klare Priorisierung können Sie dennoch ein ausgewogenes und erfülltes Leben führen. Ein effektives Zeitmanagement ermöglicht Ihnen, Ihre Gesundheit zu managen, während Sie gleichzeitig Ihre persönlichen und beruflichen Ziele verfolgen. Es ist ein fortlaufender Prozess, der Anpassung und Selbstreflexion erfordert, aber die Belohnungen in Form von mehr Kontrolle und Zufriedenheit in Ihrem Leben sind es wert.

STRESSBEWÄLTIGUNG UND RESILIENZ

Das Leben mit einer Schilddrüsenunterfunktion oder einer anderen chronischen Erkrankung kann stressig sein. Die Symptome, die Behandlung und die Anpassung an einen neuen Lebensstil können alle Stress verursachen. Es ist daher entscheidend, effektive Strategien zur Stressbewältigung zu entwickeln und die psychische Widerstandsfähigkeit, auch bekannt als Resilienz, zu stärken.

Stressoren erkennen: Identifizieren Sie belastende Situationen und Stressauslöser

Der erste Schritt zur Bewältigung von Stress besteht darin, die spezifischen Stressoren oder Auslöser zu identifizieren. Dies können äußere Faktoren wie Arbeitsbelastung oder familiäre Verpflichtungen sein, aber auch innere Faktoren wie negative Gedanken oder unrealistische Erwartungen. Das Führen eines Stress-Tagebuchs kann helfen, Muster zu erkennen und die Hauptursachen für Stress zu identifizieren.

Anleitung: Stress-Tagebuch

Das Führen eines Stress-Tagebuchs ist eine einfache, aber effektive Methode, um die spezifischen Auslöser und Muster Ihres Stresses zu identifizieren. Hier ist eine Anleitung, wie Sie ein Stress-Tagebuch führen können:

● Entscheiden Sie, ob Sie ein physisches Tagebuch oder eine digitale Notiz-App verwenden möchten. Beide haben ihre Vorteile, je nach Ihren Vorlieben.
● Versuchen Sie, jeden Tag zu einer festen Zeit Einträge zu machen. Dies hilft, die Kontinuität zu wahren und sicherzustellen, dass Sie nichts vergessen.
● Notieren Sie die spezifische Situation, die Stress verursacht hat. Was ist passiert? Wo waren Sie? Wer war dabei?
● Geben Sie Ihrem Stresspegel eine Bewertung von 1 (sehr gering) bis 10 (extrem hoch). Dies hilft Ihnen, die Intensität Ihres Stresses im Laufe der Zeit zu verfolgen.
● Wie haben Sie sich in der stressigen Situation gefühlt? Wütend? Überwältigt? Traurig? Versuchen Sie, so genau wie möglich zu sein.
● Haben Sie körperliche Symptome wie Herzrasen, Schwitzen oder Kopfschmerzen bemerkt? Dies kann Ihnen helfen, die Verbindung zwischen Stress und körperlichen Reaktionen zu verstehen.
● Was haben Sie in dem Moment gedacht? Gab es negative oder selbstkritische Gedanken?
● Wie haben Sie auf den Stress reagiert? Haben Sie gegessen, geraucht, geschrien? Oder haben Sie eine positive Bewältigungsstrategie verwendet?
● Nach einer Woche oder mehr der Aufzeichnung schauen Sie zurück und suchen nach wiederkehrenden Themen oder Mustern. Gibt es bestimmte Zeiten, Orte oder Personen, die regelmäßig Stress verursachen?
● Basierend auf Ihren Erkenntnissen überlegen Sie, welche Schritte Sie unternehmen können, um diese Stressoren zu bewältigen oder zu vermeiden.
● Halten Sie weiterhin Ihr Stress-Tagebuch und überprüfen Sie regelmäßig Ihre Fortschritte. Passen Sie Ihre Strategien bei Bedarf an.

Das Führen eines Stress-Tagebuchs ist ein proaktiver Schritt, um die Kontrolle über Ihren Stress zu übernehmen. Es erfordert Ehrlichkeit und Engagement, aber die Erkenntnisse, die Sie gewinnen, können von unschätzbarem Wert sein, um ein gesünderes und ausgeglicheneres Leben zu führen.

Strategien zur Stressbewältigung: Entspannungstechniken, Meditation und Achtsamkeit

Sobald die Stressoren identifiziert sind, können gezielte Strategien entwickelt werden, um sie zu bewältigen. Entspannungstechniken wie tiefe Atmung, Progressive Muskelentspannung oder Yoga können helfen, den Körper zu beruhigen und den Geist zu klären. Meditation und Achtsamkeitspraxis können das Bewusstsein für den gegenwärtigen Moment fördern und helfen, stressige Gedanken loszulassen.

Anleitung: Progressive Muskelentspannung

Progressive Muskelentspannung ist eine Technik, die darauf abzielt, Stress und Anspannung im Körper zu reduzieren, indem sie das bewusste Anspannen und Entspannen verschiedener Muskelgruppen fördert. Hier ist eine Anleitung, wie Sie die Progressive Muskelentspannung praktizieren können:

• Suchen Sie sich einen ruhigen und bequemen Ort, an dem Sie nicht gestört werden. Setzen oder legen Sie sich in eine bequeme Position.
• Beginnen Sie mit ein paar tiefen Atemzügen, um sich zu zentrieren. Atmen Sie tief durch die Nase ein und langsam durch den Mund aus.
• Beginnen Sie mit einer bestimmten Muskelgruppe, wie den Händen oder Füßen. Sie können von oben nach unten oder von unten nach oben arbeiten.
• Spannen Sie die ausgewählte Muskelgruppe für etwa 5 Sekunden fest an. Achten Sie darauf, nur die spezifische Muskelgruppe anzuspannen und den Rest des Körpers entspannt zu lassen.
• Lassen Sie die Anspannung abrupt los und spüren Sie die Welle der Entspannung in der Muskelgruppe. Halten Sie diese Entspannung für etwa 15 bis 20 Sekunden aufrecht.
• Wiederholen Sie diesen Prozess mit den verschiedenen Muskelgruppen im ganzen Körper. Sie könnten zum Beispiel von den Füßen zu den Beinen, zum Bauch, zu den Armen und schließlich zum Gesicht fortschreiten.
• Nehmen Sie sich einen Moment Zeit, um die Unterschiede zwischen Anspannung und Entspannung in jeder Muskelgruppe zu bemerken.
• Nachdem Sie alle Muskelgruppen durchgearbeitet haben, nehmen Sie sich einige Minuten Zeit, um den gesamten Körper als Ganzes zu spüren. Atmen Sie tief durch und öffnen Sie langsam die Augen, wenn Sie bereit sind.
• Wie bei den meisten Entspannungstechniken wird die Progressive Muskelentspannung effektiver, je öfter Sie sie praktizieren.

Die Progressive Muskelentspannung kann eine kraftvolle Methode sein, um Stress abzubauen und ein tieferes Bewusstsein für den Körper zu entwickeln. Sie kann allein oder in Kombination mit anderen Entspannungstechniken, wie tiefe Atmung oder Meditation, verwendet werden.

Es gibt viele verschiedene Ansätze und es kann hilfreich sein, verschiedene Techniken auszuprobieren, um herauszufinden, welche am besten zu Ihnen passt. Einige Menschen finden beispielsweise geführte Meditationen hilfreich, während andere von regelmäßigem Sport oder kreativen Hobbys profitieren.

Resilienz aufbauen: Ihre psychische Widerstandsfähigkeit stärken

Resilienz, oder psychische Widerstandsfähigkeit, ist nicht nur die Fähigkeit, sich von Schwierigkeiten zu erholen, sondern auch die Kapazität, sich an Veränderungen anzupassen und sogar aus Herausforderungen zu wachsen. Es ist eine komplexe Fähigkeit, die sich aus verschiedenen Komponenten zusammensetzt und die durch bewusste Anstrengung und Praxis entwickelt werden kann. Hier sind einige Schlüsselstrategien, um Resilienz aufzubauen:

Entwicklung eines unterstützenden sozialen Netzwerks

Starke Beziehungen zu Freunden, Familie und Kollegen können eine bedeutende Stütze in schwierigen Zeiten sein. Das aktive Pflegen dieser Beziehungen und das Aufbauen eines Unterstützungsnetzwerks können die Resilienz stärken.

Arbeit an positiven Denkgewohnheiten

Das Erlernen, Herausforderungen aus einer positiven Perspektive zu betrachten, kann helfen, Rückschläge als Gelegenheiten zum Wachstum zu sehen. Techniken wie positive Affirmationen oder das Führen eines Dankbarkeitstagebuchs können hilfreich sein.

Pflege von Selbstfürsorge

Die regelmäßige Pflege von Körper, Geist und Seele trägt zur allgemeinen Widerstandsfähigkeit bei. Dies kann durch gesunde Ernährung, Bewegung, ausreichenden Schlaf und Entspannungstechniken erreicht werden.

Setzen realistischer Ziele

Das Setzen erreichbarer und realistischer Ziele gibt Richtung und Zweck. Es fördert das Gefühl der Kontrolle und des Fortschritts, selbst inmitten von Schwierigkeiten.

Förderung der emotionalen Intelligenz

Das Verständnis und die Kontrolle der eigenen Emotionen sowie das Einfühlungsvermögen in die Emotionen anderer können die Fähigkeit stärken, mit Stress und Herausforderungen umzugehen.

Lernen aus der Vergangenheit

Die Reflexion über frühere Erfahrungen und das, was aus ihnen gelernt wurde, kann helfen, zukünftige Herausforderungen besser zu bewältigen.

Suchen professioneller Hilfe bei Bedarf

Manchmal kann professionelle Unterstützung durch einen Therapeuten oder Berater notwendig sein, um Resilienz zu entwickeln, besonders, wenn es um ernsthafte oder chronische Herausforderungen geht.

Ein resilientes Mindset ist nicht etwas, das über Nacht erreicht wird. Es erfordert Zeit, Anstrengung und oft auch die Bereitschaft, neue Fähigkeiten zu erlernen und alte Gewohnheiten zu ändern. Der Prozess des Aufbaus von Resilienz kann jedoch ungemein lohnend sein, da er nicht nur hilft, mit den spezifischen Herausforderungen einer Schilddrüsenunterfunktion umzugehen, sondern auch das allgemeine Wohlbefinden und die Lebensqualität verbessert.

Stressbewältigung und Resilienz sind nützliche Fähigkeiten für jeden, der mit einer chronischen Erkrankung lebt. Durch das Erkennen von Stressoren, das Erlernen von Entspannungstechniken und das Aufbauen von Resilienz können Sie nicht nur den Stress reduzieren, sondern auch ein erfüllteres und widerstandsfähigeres Leben führen. Es ist ein fortlaufender Prozess, der Engagement und Übung erfordert, aber die Vorteile für Ihr allgemeines Wohlbefinden und Ihre Lebensqualität können erheblich sein.

KOMMUNIKATION UND SELBSTFÜRSORGE

Der Umgang mit einer chronischen Erkrankung wie der Schilddrüsenunterfunktion erfordert nicht nur medizinische Behandlung und körperliche Anpassungen, sondern auch eine tiefgreifende Auseinandersetzung mit sich selbst
und den Beziehungen zu anderen. In diesem Kapitel liegt der Fokus auf der
Kommunikation und Selbstfürsorge - zwei Aspekte, die oft übersehen werden,
aber eine immense Rolle in der allgemeinen Lebensqualität spielen.

Klare Kommunikation: Sprechen Sie offen über Ihre Bedürfnisse und Grenzen

Klare und offene Kommunikation ist ein Schlüssel zu gesunden Beziehungen,
sowohl mit sich selbst als auch mit anderen. Bei einer chronischen Erkrankung
wie der Schilddrüsenunterfunktion kann die Fähigkeit, die eigenen Bedürfnisse und Grenzen zu verstehen und sie anderen mitzuteilen, entscheidend
sein. Die Herausforderungen, die mit der Erkrankung einhergehen, können sowohl physisch als auch emotional sein und die Unterstützung von Familie,
Freunden und medizinischem Fachpersonal ist oft unerlässlich. Hier sind einige Strategien, um eine klare Kommunikation zu fördern:

Selbstbewusstsein entwickeln

Verstehen Sie, was Sie brauchen und was Ihnen wichtig ist. Dies kann durch
Selbstreflexion, Journaling oder sogar professionelle Beratung erreicht werden. Nehmen Sie sich Zeit, um Ihre Gedanken und Gefühle zu erkunden, und
identifizieren Sie, was Sie von anderen benötigen.

Klare Botschaften formulieren

Verwenden Sie „Ich-Botschaften", um Ihre Gefühle und Bedürfnisse auszudrücken, ohne andere zu beschuldigen oder anzugreifen. Zum Beispiel: „Ich fühle
mich müde und brauche etwas Ruhe" statt „Du machst mich immer so müde".

Aktives Zuhören üben

Hören Sie anderen aufmerksam zu und zeigen Sie Empathie. Dies fördert ein
gegenseitiges Verständnis und stärkt die Beziehung. Versuchen Sie, sich wirklich auf das zu konzentrieren, was die andere Person sagt, und geben Sie Feed-
back, um zu zeigen, dass Sie zugehört haben.

Konflikte konstruktiv lösen

Lernen Sie, Konflikte offen und respektvoll zu diskutieren, ohne in Defensive oder Angriff zu gehen. Dies kann durch Techniken wie dem Ausdrücken von Gefühlen, dem Stellen von klaren Fragen und dem Anbieten von Lösungen erreicht werden.

Grenzen setzen

Nicht nur das Erkennen Ihrer Bedürfnisse ist entscheidend, sondern auch die Fähigkeit, Grenzen zu setzen. Dies kann bedeuten, „Nein" zu sagen, wenn Sie sich überfordert fühlen, oder klare Erwartungen darüber zu äußern, wie andere Sie unterstützen können.

Kommunikation mit medizinischem Fachpersonal

Die Kommunikation mit Ärzten und anderen Gesundheitsdienstleistern erfordert oft zusätzliche Überlegungen. Seien Sie offen hinsichtlich Ihrer Symptome, Bedenken und Bedürfnisse und zögern Sie nicht, Fragen zu stellen oder um Klärung zu bitten.

Unterstützung suchen

Manchmal kann es hilfreich sein, Unterstützung von einem Therapeuten oder einer Selbsthilfegruppe zu suchen, um Kommunikationsfähigkeiten zu entwickeln und zu stärken.

Die klare Kommunikation Ihrer Bedürfnisse und Grenzen ist ein fortlaufender Prozess, der Übung und Geduld erfordert. Diese Kompetenz stärkt jedoch nicht nur Ihre Beziehungen zu anderen, sondern kann auch Ihr Selbstverständnis fördern und Ihre Bewältigungsstrategien bei den Herausforderungen einer Schilddrüsenunterfunktion verbessern.

Selbstfürsorge praktizieren: Lernen Sie, sich selbst zu schätzen und zu respektieren

Selbstfürsorge ist weit mehr als nur ein Modewort; es ist eine grundlegende und notwendige Praxis, die das körperliche, emotionale und geistige Wohlbefinden fördert. Hier sind einige Wege, wie Sie Selbstfürsorge in verschiedenen Lebensbereichen praktizieren können:

Körperliche Selbstfürsorge

• **Ernährung**: Achten Sie auf eine ausgewogene Ernährung, die Ihren Körper mit den notwendigen Nährstoffen versorgt. Dies kann spezielle Diäten oder Ergänzungen beinhalten, die auf Ihre spezifischen Bedürfnisse abgestimmt sind.

• **Bewegung**: Finden Sie eine Form der Bewegung, die Ihnen Spaß macht, sei es Yoga, Wandern oder Tanzen. Bewegung fördert nicht nur die körperliche Gesundheit, sondern auch das emotionale Wohlbefinden.

• **Schlaf**: Sorgen Sie für ausreichend Schlaf und achten Sie auf eine regelmäßige Schlafroutine. Schlaf ist entscheidend für die Erholung und Regeneration des Körpers.

• **Medizinische Versorgung**: Befolgen Sie die medizinischen Empfehlungen und Therapiepläne und nehmen Sie regelmäßige Check-ups wahr.

Emotionale Selbstfürsorge

• **Gefühle ausdrücken**: Erlauben Sie sich, Ihre Gefühle zu fühlen und auszudrücken. Das kann durch Gespräche mit Freunden, Journaling oder kreative Ausdrucksformen wie Malen oder Musik geschehen.

• **Unterstützung suchen**: Zögern Sie nicht, professionelle Hilfe in Anspruch zu nehmen, wenn Sie sie brauchen, sei es durch Therapie oder Selbsthilfegruppen.

Geistige Selbstfürsorge

• **Persönliche Entwicklung**: Engagieren Sie sich in Aktivitäten, die Sie geistig stimulieren und erfüllen, wie Lesen, Lernen oder Hobbys.

• **Meditation und Achtsamkeit**: Praktizieren Sie Techniken, die Ihnen helfen, im gegenwärtigen Moment präsent zu sein und Stress abzubauen.

Soziale Selbstfürsorge

- **Beziehungen pflegen**: Investieren Sie Zeit und Energie in Beziehungen, die Sie unterstützen und erheben. Das kann Familie, Freunde oder Gemeinschaftsgruppen einschließen.

- **Grenzen setzen**: Lernen Sie, „Nein" zu sagen, wenn Sie sich überfordert fühlen, und kommunizieren Sie Ihre Bedürfnisse und Grenzen klar.

Berufliche Selbstfürsorge

- **Arbeitsumgebung gestalten**: Schaffen Sie eine Arbeitsumgebung, die Ihre Produktivität fördert und gleichzeitig Raum für Pausen und Entspannung bietet.

- **Work-Life-Balance**: Finden Sie ein Gleichgewicht zwischen beruflichen Verpflichtungen und persönlichem Leben, das Ihre Gesundheit und Ihr Wohlbefinden unterstützt.

Selbstfürsorge ist ein dynamischer und individueller Prozess, der sich im Laufe der Zeit ändern und entwickeln kann. Es erfordert Bewusstsein, Engagement und die Bereitschaft, sich selbst als wertvoll und der Fürsorge würdig zu betrachten.

Nein sagen lernen: Grenzen setzen und sich Zeit für sich selbst nehmen

Das Setzen von Grenzen ist ein wesentlicher Aspekt der Selbstfürsorge. Es bedeutet, zu erkennen, was Sie akzeptieren können und was nicht, und dies klar zu kommunizieren. Hier sind einige Schritte und Tipps, um Grenzen zu setzen und das Nein-Sagen zu lernen:

Erkennen Sie Ihre Grenzen

- Verstehen Sie, was für Sie akzeptabel ist und was nicht, sowohl in Bezug auf Zeit und Energie als auch in Bezug auf emotionales Wohlbefinden. Was sind Ihre Werte, Prioritäten und Bedürfnisse?

- Achten Sie auf Anzeichen von Stress oder Unbehagen, die darauf hinweisen könnten, dass Ihre Grenzen überschritten werden.

Kommunizieren Sie klar

- Wenn Sie „Nein" sagen müssen, tun Sie dies klar und respektvoll. Verwenden Sie „Ich-Botschaften", um Ihre Gefühle und Bedürfnisse auszudrücken.

- Sie haben das Recht, Ihre Grenzen zu setzen, ohne sich dafür rechtfertigen oder entschuldigen zu müssen.

Bleiben Sie bei Ihren Entscheidungen

● Es kann Druck geben, Ihre Grenzen zu überschreiten, sei es von anderen oder sogar von Ihnen selbst. Bleiben Sie jedoch bei dem, was für Sie richtig ist, und erkennen Sie an, dass Ihre Bedürfnisse einen hohen Stellenwert haben.

● Wenn es schwierig ist, Grenzen zu setzen, suchen Sie Unterstützung bei Freunden, Familie oder einem Therapeuten.

Nehmen Sie sich Zeit für sich selbst

● Planen Sie regelmäßig Zeit für Aktivitäten ein, die Ihnen Freude bereiten und Ihnen helfen, sich zu erholen und aufzuladen.

● Überprüfen Sie regelmäßig Ihre Grenzen und passen Sie sie bei Bedarf an. Ihre Bedürfnisse und Lebensumstände können sich ändern und Ihre Grenzen können sich entsprechend entwickeln.

Arbeiten Sie an Selbstachtung und Selbstwert

● Erkennen Sie, dass es in Ordnung ist, Grenzen zu haben, und dass dies nicht bedeutet, dass Sie schwach oder egoistisch sind.

● Üben Sie das Setzen von Grenzen in weniger herausfordernden Situationen, um Selbstvertrauen aufzubauen.

Das Setzen von Grenzen und das Lernen, „Nein" zu sagen, sind Akte der Selbstachtung und Möglichkeiten, um sich selbst zu schützen und zu pflegen. Wenn Sie Ihre Grenzen respektieren und sich Zeit für sich selbst nehmen, fördern Sie nicht nur Ihr Wohlbefinden, sondern stärken auch Ihre Beziehungen und Ihre Fähigkeit, mit den Herausforderungen des Lebens umzugehen.

Zusammenfassend ist die Kombination von klarer Kommunikation, Selbstfürsorge und dem Setzen von Grenzen ein kraftvoller Weg, um das Wohlbefinden zu fördern und effektiv mit den Herausforderungen umzugehen, die eine Schilddrüsenunterfunktion mit sich bringen kann. Es ermöglicht eine stärkere Verbindung zu sich selbst und anderen und fördert ein gesünderes und erfüllteres Leben.

UMGANG MIT RÜCKSCHLÄGEN UND SELBSTMOTIVATION

Der Umgang mit einer chronischen Erkrankung wie der Schilddrüsenunterfunktion kann eine Achterbahnfahrt sein, voller Höhen und Tiefen. Rückschläge und Herausforderungen sind unvermeidlich, aber wie man damit umgeht, kann den Unterschied machen. In diesem Kapitel werden Strategien und Techniken vorgestellt, um Rückschläge zu bewältigen, sich selbst zu motivieren und Unterstützung von anderen zu finden.

Rückschläge als Chance nutzen: Wie Sie aus Herausforderungen lernen

Rückschläge können entmutigend und frustrierend sein, besonders wenn Sie hart arbeiten, um Ihre Gesundheit und Ihr Wohlbefinden zu verbessern. Doch statt sich von diesen Rückschlägen entmutigen zu lassen, können sie als Gelegenheiten zum Wachstum und zur Reflexion genutzt werden. Hier sind einige ausführliche Schritte, um Rückschläge in Chancen zu verwandeln:

Analyse und Reflexion

● **Ursachenforschung**: Nehmen Sie sich Zeit, um genau zu analysieren, was zum Rückschlag geführt hat. War es ein bestimmtes Verhalten, eine Entscheidung oder ein unerwartetes Ereignis?

● **Lernen aus der Erfahrung**:
– Was können Sie aus diesem spezifischen Rückschlag lernen?
– Gibt es Muster, die sich wiederholen?
– Was würden Sie beim nächsten Mal anders machen?

● **Beratung suchen**: Manchmal kann es hilfreich sein, einen Fachmann oder eine vertrauenswürdige Person um Einsicht zu bitten. Sie kann eine andere Perspektive bieten und helfen, blinde Flecken zu erkennen.

Positive Einstellung bewahren

● **Perspektive ändern**: Versuchen Sie, den Rückschlag als Teil des Prozesses zu sehen, nicht als Scheitern. Es ist ein Schritt auf dem Weg, kein Ende.

● **Erinnern Sie sich an Ihre Fortschritte**: Schauen Sie zurück auf das, was Sie bereits erreicht haben, und lassen Sie sich davon inspirieren. Jeder Fortschritt ist ein Beweis für Ihre Fähigkeiten und Ihre Stärke.

● **Selbstmitgefühl üben**: Seien Sie sanft mit sich selbst. Rückschläge passieren und es ist in Ordnung, enttäuscht zu sein. Was zählt, ist, wie Sie darauf reagieren.

Handlungsplan erstellen

• **Realistische Ziele setzen:** Entwickeln Sie einen klaren und machbaren Plan, um wieder auf Kurs zu kommen. Setzen Sie realistische Ziele, die zu Ihren Fähigkeiten und Ressourcen passen.

• **Kleine Schritte planen:** Zerlegen Sie den Plan in kleine, überschaubare Schritte. Dies macht den Prozess weniger überwältigend und erleichtert den Start.

• **Flexibilität einbauen:** Seien Sie bereit, Ihren Plan anzupassen, wenn sich die Umstände ändern. Flexibilität ermöglicht es Ihnen, auf unerwartete Herausforderungen zu reagieren, ohne den Fokus zu verlieren.

Rückschläge sind ein natürlicher Teil jeder Reise, besonders, wenn es um Gesundheit und Wohlbefinden geht. Indem Sie diese als Gelegenheiten zum Lernen und Wachsen nutzen, können Sie sich stärken und sich besser auf zukünftige Herausforderungen vorbereiten. Dies erfordert Geduld, Selbstbewusstsein und Entschlossenheit, aber die Belohnungen sind es wert.

Sich selbst motivieren: Positive Affirmationen und Visualisierungstechniken

Selbstmotivation hilft Ihnen, Ihre Ziele zu erreichen, besonders in schwierigen Zeiten oder bei langfristigen Herausforderungen wie einer chronischen Erkrankung. Es gibt verschiedene Techniken, die dabei helfen können, die Motivation aufrechtzuerhalten und sich selbst zu stärken. Hier sind einige ausführliche Methoden:

Positive Affirmationen

• Identifizieren Sie, was Sie wirklich brauchen, um motiviert zu bleiben. Ist es Selbstvertrauen, Entschlossenheit oder vielleicht Ruhe?

• Formulieren Sie positive und ermutigende Aussagen, die zu Ihren Bedürfnissen und Zielen passen. Zum Beispiel:
– „Ich bin stark und fähig, diese Herausforderung zu bewältigen."
– „Ich vertraue mir und meinem Weg."

• Machen Sie es sich zur Gewohnheit, diese Affirmationen täglich zu wiederholen. Sie können sie aufschreiben, laut aussprechen oder sogar aufnehmen und anhören.

• Affirmationen funktionieren am besten, wenn Sie wirklich an das glauben, was Sie sagen. Wählen Sie Worte, die authentisch und bedeutungsvoll für Sie sind.

Visualisierung

- **Definieren Sie Ihre Vision**: Was bedeutet Erfolg für Sie? Wie fühlt es sich an, Ihre Ziele zu erreichen? Stellen Sie sich diese Fragen, um eine klare Vision zu entwickeln.

- **Visualisieren Sie regelmäßig**: Nehmen Sie sich regelmäßig Zeit, um sich Ihren Erfolg vorzustellen. Schließen Sie die Augen und stellen Sie sich vor, wie es sich anfühlt, Ihre Ziele zu erreichen.

- **Nutzen Sie alle Sinne**: Versuchen Sie, die Visualisierung so lebendig wie möglich zu gestalten. Was sehen, hören, riechen, schmecken oder fühlen Sie in dieser erfolgreichen Szene?

- **Verbinden Sie mit Emotionen**: Die Verbindung mit den positiven Gefühlen, die mit dem Erfolg einhergehen, kann Visualisierung kraftvoller machen.

Anleitung zur Visualisierung für Menschen mit Schilddrüsenunterfunktion

● **Bereiten Sie sich vor**
– Suchen Sie sich einen Ort, an dem Sie ungestört sind und sich entspannen können.
– Finden Sie eine Position, in der Sie sich wohl fühlen.
– Konzentrieren Sie sich auf Ihre Atmung, um sich zu beruhigen und auf die Visualisierung vorzubereiten.
● **Definieren Sie Ihr Ziel**
– Was möchten Sie erreichen? Denken Sie an ein spezifisches Ziel oder einen Zustand, den Sie erreichen möchten, z. B. Schmerzlinderung, mehr Energie oder ein besseres Verständnis für Ihre Bedürfnisse.
– Je detaillierter und lebendiger Sie sich das Ziel vorstellen können, desto effektiver wird die Visualisierung sein.
● **Beginnen Sie mit der Visualisierung**
– Schließen Sie die Augen: Dies hilft, Ablenkungen zu minimieren.
– Visualisieren Sie, wie Sie Ihr Ziel erreichen. Wenn es darum geht, mehr Energie zu haben, stellen Sie sich vor, wie Sie lebhaft und energiegeladen durch den Tag gehen.
– Was sehen, hören, riechen, schmecken oder fühlen Sie in dieser erfolgreichen Szene? Wenn es um Schmerzlinderung geht, stellen Sie sich vor, wie sich Ihr Körper leicht und schmerzfrei anfühlt.
– Fühlen Sie die Freude, den Stolz oder die Erleichterung, die mit dem Erreichen dieses Ziels einhergehen.
– Verweilen Sie in diesem Zustand so lange, wie es für Sie angenehm ist.
● **Beenden Sie die Sitzung**
– Öffnen Sie Ihre Augen und nehmen Sie sich einen Moment Zeit, um wieder in die Gegenwart zurückzukehren.
– Denken Sie darüber nach, was Sie während der Visualisierung erlebt haben und wie Sie diese Erfahrungen in Ihren Alltag integrieren können.

Die Visualisierung ist ein mächtiges Werkzeug, das helfen kann, die Herausforderungen einer Schilddrüsenunterfunktion zu bewältigen. Sie erfordert Übung und Geduld, aber mit der Zeit kann sie eine wertvolle Ergänzung zu Ihrem Selbstmanagement-Toolkit werden.

Belohnungssystem

Das Setzen von kleinen Zwischenzielen ist ein wesentlicher Schritt auf dem Weg zur Erreichung eines größeren Ziels, besonders, wenn es um die Bewältigung einer chronischen Erkrankung wie der Schilddrüsenunterfunktion geht. Indem Sie Ihr großes Ziel in kleinere, erreichbare Meilensteine aufteilen, wird der gesamte Prozess überschaubarer und weniger überwältigend. Jeder Meilenstein repräsentiert einen Fortschritt, einen Schritt näher an das Endziel.

Doch es geht nicht nur darum, diese Meilensteine zu setzen. Sie sollten sie feiern und sich selbst dafür belohnen. Planen Sie im Voraus, wie Sie sich für das Erreichen dieser Meilensteine belohnen werden. Die Belohnung muss nicht groß oder teuer sein; es kann so etwas Einfaches wie ein Lieblingsessen, ein entspannendes Bad oder ein Abend mit einem geliebten Buch sein. Der Schlüssel liegt darin, etwas zu wählen, das Freude bereitet und das Gefühl des Erfolgs verstärkt.

Schließlich ist es entscheidend, sich Zeit zu nehmen, um Erfolge zu feiern, egal, wie klein sie sind. In einer Welt, die oft auf das nächste Ziel fokussiert ist, kann das Innehalten und Anerkennen dessen, was bereits erreicht wurde, ein mächtiges Werkzeug sein. Es fördert nicht nur ein Gefühl der Erfüllung, sondern motiviert auch, weiterzumachen, weiter zu streben und weiter zu wachsen. Es ist eine Erinnerung daran, dass jeder Schritt, egal, wie klein, ein Teil des größeren Weges ist und dass jeder Fortschritt es wert ist, gefeiert zu werden.

Unterstützung durch Selbsthilfegruppen und Austausch mit anderen Betroffenen

Der Weg durch eine chronische Erkrankung wie die Schilddrüsenunterfunktion ist selten einfach und es gibt Zeiten, in denen Motivation und Hoffnung schwinden können. In solchen Momenten kann die Unterstützung und Ermutigung von anderen, die ähnliche Erfahrungen gemacht haben, von unschätzbarem Wert sein. Selbsthilfegruppen und der Austausch mit anderen Betroffenen bieten nicht nur Verständnis und Mitgefühl, sondern auch praktische Ratschläge und Strategien, die auf persönlichen Erfahrungen basieren.

Die Teilnahme an Selbsthilfegruppen, sei es lokal oder online, ermöglicht den Kontakt zu Menschen, die genau verstehen, was es bedeutet, mit einer Schilddrüsenerkrankung zu leben. Diese Gemeinschaften bieten oft eine sichere Umgebung, in der man seine Erfahrungen teilen, Fragen stellen und von den Erfahrungen anderer lernen kann. Es ist ein Ort der Solidarität, der Ermutigung und der Hoffnung.

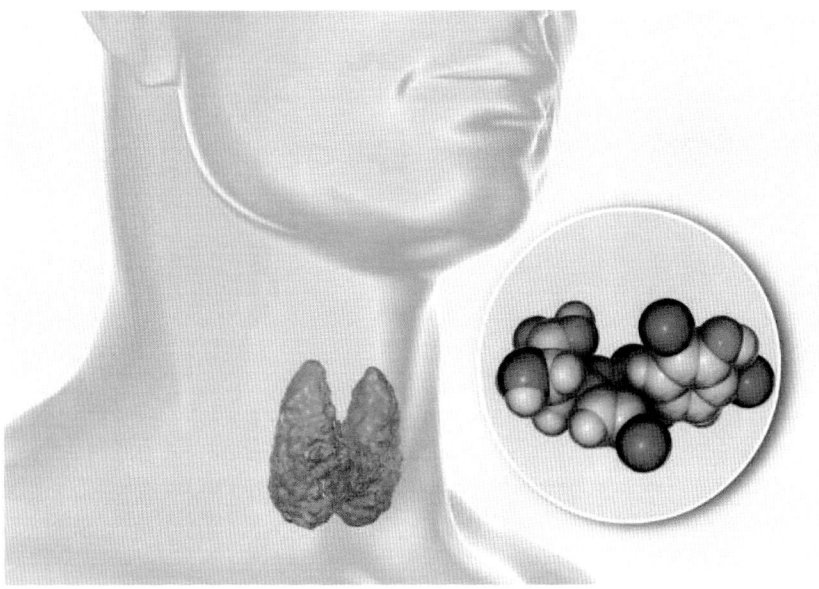

Darüber hinaus beeinflusst der Aufbau eines persönlichen Unterstützungsnetzwerks, das Freunde, Familie und Fachleute umfasst, Ihren Umgang mit der Erkrankung positiv. Diese Menschen bieten sowohl emotionalen Beistand als auch praktische Hilfe. Sie können zuhören, Rat geben und einfach präsent sein, wenn Bedarf besteht.

Der Umgang mit Rückschlägen und die Beibehaltung der Selbstmotivation sind komplex, jedoch durchaus machbar. Mit geeigneten Methoden, der Fähigkeit zur Selbstunterstützung und der Hilfe von anderen, die ähnliche Erfahrungen gemacht haben, kann diese Entwicklung zu einem robusteren und widerstandsfähigeren Selbstbild beitragen. Es handelt sich um eine Phase des Wachstums, der Erkenntnis und der Veränderung, die nicht im Alleingang bewältigt werden muss.

Selbstmanagement – Schlaf und Regeneration

In diesem Kapitel werden wir die Bedeutung von ausreichendem Schlaf für die Schilddrüse und die allgemeine Gesundheit, die Auswirkungen von Schlafmangel auf den Hormonhaushalt und die Stoffwechselprozesse sowie die Ursachen und Lösungsansätze für Schlafstörungen bei einer Schilddrüsenunterfunktion untersuchen.

Die Bedeutung von ausreichendem Schlaf für Ihre Schilddrüse und Gesundheit

Schlaf spielt eine zentrale Rolle bei der Regulierung vieler Körperfunktionen, einschließlich der Funktion der Schilddrüse. Während des Schlafes hat der Körper die Möglichkeit, sich zu regenerieren, Hormone zu balancieren und das Immunsystem zu stärken. Ausreichender Schlaf unterstützt die Schilddrüse, indem er hilft, die Hormonproduktion zu regulieren und das Gleichgewicht im Körper aufrechtzuerhalten.

Auswirkungen von Schlafmangel auf den Hormonhaushalt und die Stoffwechselprozesse

Schlafmangel kann ernsthafte Auswirkungen auf den Hormonhaushalt und die Stoffwechselprozesse haben. Es kann zu einer Verschiebung der Hormonproduktion führen, die die Schilddrüsenfunktion beeinträchtigt. Dies kann wiederum den Stoffwechsel verlangsamen, Gewichtszunahme fördern und das Risiko für andere gesundheitliche Probleme erhöhen. Schlafmangel beeinflusst auch die Insulinempfindlichkeit und kann zu Blutzuckerschwankungen führen.

Schlafstörungen bei Schilddrüsenunterfunktion: Ursachen und Lösungsansätze

Schlafstörungen sind bei Menschen mit Schilddrüsenunterfunktion nicht ungewöhnlich. Die Ursachen können vielfältig sein, von Hormonungleichgewichten bis hin zu begleitenden Autoimmunerkrankungen. Einige Lösungsansätze könnten sein:

Medizinische Behandlung

Die richtige Einstellung der Schilddrüsenmedikation kann Schlafprobleme lindern.

Schlafhygiene

Die Einhaltung einer regelmäßigen Schlafenszeit und die Schaffung einer entspannenden Schlafumgebung können hilfreich sein.

Entspannungstechniken

Methoden wie Meditation oder Progressive Muskelentspannung vor dem Schlafengehen können den Schlaf verbessern.

Schlaf ist ein komplexes und vitales Element der Gesundheit, das direkt mit der Funktion der Schilddrüse verbunden ist. Die Erkenntnis der Bedeutung von Schlaf und die Implementierung von Strategien zur Verbesserung der Schlafqualität können einen signifikanten Unterschied im täglichen Leben und in der Bewältigung der Schilddrüsenunterfunktion machen.

DIE RICHTIGE SCHLAFUMGEBUNG FÜR EINE BESSERE REGENERATION

Die Ausgestaltung einer optimalen Schlafumgebung beeinflusst nicht nur die Qualität des Schlafs, sondern fördert auch die Regeneration von Körper und Geist. Ein sorgfältig eingerichteter Schlafbereich kann den Übergang in den Schlaf erleichtern und dazu beitragen, dass der Morgen mit einem Gefühl der Erfrischung und Vitalität beginnt.

Schaffen Sie einen entspannenden Raum: Tipps für ein schlafförderndes Schlafzimmer

Ein Schlafzimmer sollte ein Ort der Ruhe und Entspannung sein. Hier sind einige Tipps, um einen schlaffördernden Raum zu schaffen:

• Wählen Sie beruhigende Farben wie Blautöne, Grüntöne oder sanfte Pastellfarben, die zur Entspannung beitragen können.

• Die Anordnung der Möbel sollte den Raum offen und einladend gestalten. Vermeiden Sie Unordnung, die Ablenkung und Stress verursachen kann.

• Investieren Sie in hochwertige Matratzen, Kissen und Bettwäsche, die Ihren Komfortbedürfnissen entsprechen.

• Fügen Sie Elemente hinzu, die Ihnen Freude bereiten, wie Bilder, Pflanzen oder beruhigende Kunstwerke.

Die optimale Raumtemperatur und Belüftung für einen erholsamen Schlaf

Die optimale Raumtemperatur und Belüftung im Schlafzimmer beeinflussen maßgeblich die Qualität Ihres Schlafs und sollten daher nicht unterschätzt werden. Die richtige Balance in diesen Bereichen kann den Unterschied zwischen einer ruhigen Nacht und einer unruhigen, unangenehmen Erfahrung machen.

Raumtemperatur

Die Temperatur im Schlafzimmer spielt eine Schlüsselrolle bei der Regulierung des Schlaf-Wach-Zyklus. Die ideale Schlafzimmertemperatur liegt meist zwischen 16 und 18 Grad Celsius. Zu hohe Temperaturen können den Körper daran hindern, in die Tiefschlafphase einzutreten, während zu niedrige Temperaturen Unbehagen verursachen und das Einschlafen erschweren können. Es kann hilfreich sein, mit Thermostaten oder Ventilatoren zu experimentieren, um die perfekte Temperatur für Ihre individuellen Bedürfnisse zu finden.

Belüftung

Frische Luft ist nicht nur angenehm. Ein gut belüftetes Zimmer fördert die Sauerstoffzufuhr und hilft, Schadstoffe und Allergene zu reduzieren. Das regelmäßige Lüften des Schlafzimmers, besonders vor dem Schlafengehen, kann die Luftqualität verbessern. In städtischen Gebieten oder bei Allergien kann auch die Verwendung eines Luftreinigers in Betracht gezogen werden, um die Luft sauber und frisch zu halten.

Die Kombination aus der richtigen Raumtemperatur und guter Belüftung schafft eine Umgebung, die den Körper unterstützt, sich zu entspannen und in den Schlafmodus zu wechseln. Dies hat besondere Relevanz für Menschen mit Schilddrüsenunterfunktion, da Schlaf die Hormonregulierung und die allgemeine Gesundheit beeinflusst. Durch die Investition in diese Aspekte der Schlafumgebung können Sie nicht nur die Qualität Ihres Schlafs verbessern, sondern auch Ihre allgemeine Lebensqualität steigern.

Der Einfluss von Licht und Technologie auf Ihren Schlaf – wie Sie eine gesunde Schlafhygiene entwickeln

Licht und Technologie können erhebliche Auswirkungen auf die Schlafqualität haben:

Lichtsteuerung

Dunkelheit signalisiert dem Gehirn, dass es Zeit zum Schlafen ist. Verwenden Sie Verdunkelungsvorhänge oder Schlafmasken, wenn nötig.

Blaulichtfilter

Geräte wie Smartphones und Computer emittieren Blaulicht, das die Melatoninproduktion stören kann. Vermeiden Sie diese Geräte mindestens eine Stunde vor dem Schlafengehen oder verwenden Sie Blaulichtfilter.

Technologiefreie Zone

Erwägen Sie, das Schlafzimmer zu einer technologiefreien Zone zu machen, indem Sie Fernseher, Computer und andere Geräte aus dem Raum entfernen.

Exkurs: Melatonin und seine Bedeutung

Melatonin ist ein Hormon, das von der Zirbeldrüse im Gehirn produziert wird und eine Schlüsselrolle bei der Regulierung des Schlaf-Wach-Zyklus spielt. Es wird oft als „Schlafhormon" bezeichnet, da es dem Körper signalisiert, dass es Zeit ist, sich auf den Schlaf vorzubereiten. Die Produktion von Melatonin steigt normalerweise in der Dunkelheit an und erreicht in den späten Abendstunden einen Höhepunkt, um den Schlaf zu fördern. Licht, insbesondere Blaulicht, kann die Melatoninproduktion hemmen und somit den natürlichen Schlaf-Wach-Rhythmus stören. Daher ist es ratsam, die Exposition gegenüber Blaulicht vor dem Schlafengehen zu minimieren, um eine optimale Schlafqualität zu gewährleisten.

Die sorgfältige Gestaltung der Schlafumgebung kann einen erheblichen Unterschied in der Schlafqualität und Regeneration machen. Durch die Berücksichtigung dieser Aspekte und die Anpassung an Ihre individuellen Bedürfnisse schaffen Sie einen Raum, der die Voraussetzungen für erholsamen Schlaf fördert. Dies kann wiederum Ihre Schilddrüsenfunktion und Ihre allgemeine Gesundheit unterstützen.

ENTSPANNUNGSRITUALE UND SCHLAFVORBEREITUNG

Schlaf ist nicht nur eine Notwendigkeit, sondern ein wesentlicher Bestandteil der Gesundheit und des Wohlbefindens. Besonders für Menschen mit Schilddrüsenunterfunktion können die Qualität und die Quantität des Schlafs einen direkten Einfluss auf die tägliche Lebensqualität haben. Doch in unserer hektischen Welt kann erholsamer Schlaf oft schwer zu erreichen sein.

Dieses Kapitel konzentriert sich auf die Vorbereitung auf den Schlaf durch verschiedene Entspannungsrituale und Techniken. Es geht darum, eine Umgebung und eine Routine zu schaffen, die den Körper und Geist auf den Schlaf vorbereiten, und die Bedeutung von Regelmäßigkeit im Schlaf-Wach-Zyklus zu betonen. Von Atemübungen über Meditation bis hin zur Gestaltung einer schlaffördernden Umgebung bietet dieses Kapitel praktische Anleitungen und Tipps, um den Schlaf zu verbessern und die Regeneration zu fördern. Es ist ein Leitfaden, der nicht nur auf die Bedürfnisse von Menschen mit Schilddrüsenunterfunktion zugeschnitten ist, sondern sich für jeden eignet, der seinen Schlaf verbessern möchte.

Entspannungstechniken vor dem Zubettgehen: Atemübungen, Meditation und Progressive Muskelentspannung

Der Übergang vom hektischen Alltag zur Ruhe der Nacht kann eine Herausforderung sein. Der Geist ist oft noch beschäftigt mit Gedanken, Sorgen und Plänen für den nächsten Tag. Entspannungstechniken können helfen, diesen Übergang zu erleichtern und Körper sowie Geist auf den Schlaf vorzubereiten. Hier sind einige Techniken, die besonders hilfreich sein können:

Anleitung für eine Atemübung
- Setzen Sie sich auf einen Stuhl oder auf Ihr Bett und legen Sie Ihre Hände sanft auf Ihren Bauch. Spüren Sie die Wärme Ihrer Hände und die Verbindung zu Ihrem Körper.
- Atmen Sie langsam durch die Nase ein und füllen Sie Ihre Lunge vollständig. Spüren Sie, wie sich Ihr Bauch unter Ihren Händen ausdehnt, als ob er ein sanft aufblasbarer Ballon wäre.
- Halten Sie den Atem für einige Sekunden und spüren Sie die Stille in diesem Moment.
- Atmen Sie langsam durch den Mund aus und spüren Sie, wie sich Ihr Bauch wieder zusammenzieht. Stellen Sie sich vor, wie der Stress und die Anspannung des Tages mit jedem Atemzug entweichen.
Wiederholen Sie diesen Vorgang 5- bis 10-mal oder so lange, bis Sie sich entspannt fühlen. Lassen Sie sich von Ihrem Atem tragen wie von sanften Wellen am Strand.

Anleitung für eine Meditation
- Setzen Sie sich bequem hin und schließen Sie Ihre Augen. Fühlen Sie den Untergrund unter Ihnen und lassen Sie sich von ihm stützen.
- Spüren Sie, wie der Atem durch Ihre Nase ein- und ausströmt. Nehmen Sie die kühle Luft beim Einatmen und die warme Luft beim Ausatmen wahr.
- Wenn Gedanken auftauchen, nehmen Sie sie wahr und lassen Sie sie wieder los, wie Wolken am Himmel. Urteilen Sie nicht, beobachten Sie einfach.
- Versuchen Sie, im Moment zu bleiben, und konzentrieren Sie sich auf Ihren Atem. Fühlen Sie sich verbunden mit dem Hier und Jetzt.
- Öffnen Sie nach 5 bis 10 Minuten langsam die Augen und nehmen Sie Ihre Umgebung wieder wahr. Bewegen Sie sanft Ihre Finger und Zehen und kehren Sie mit einem Gefühl der Ruhe und Gelassenheit in die Welt zurück.

Hinweis: Für die Progressive Muskelentspannung können Sie auf die bereits besprochene Anleitung zurückgreifen.

Die Rolle von Ritualen für Ihre Schlafqualität: Schaffen Sie eine Abendroutine

Rituale und Routinen sind mehr als bloße Gewohnheiten; sie fungieren als Signale für Körper und Geist und erleichtern den Übergang von einem Zustand zum anderen. Im Kontext des Schlafes helfen sie dabei, eine Verbindung zwischen dem wachen und dem schlafenden Zustand herzustellen.

Eine konsequente Abendroutine signalisiert dem Gehirn, dass es Zeit ist, sich auf den Schlaf vorzubereiten. Diese Routine kann so individuell sein wie jeder Mensch selbst, aber es gibt einige Elemente, die besonders beruhigend wirken können:

• Das Eintauchen in eine andere Welt durch das Lesen eines Buches kann helfen, den Geist von den Sorgen des Tages zu lösen. Es schafft eine Pause von der Technologie und fördert die Entspannung.

• Ein warmes, koffeinfreies Getränk wie Kräutertee oder warme Milch kann ein beruhigendes Ritual sein. Die Wärme des Getränks und der Geschmack können ein Gefühl der Behaglichkeit hervorrufen.

• Sanfte Melodien oder Naturgeräusche können eine beruhigende Atmosphäre schaffen. Musik hat die Kraft, Emotionen zu beeinflussen, und die richtige Auswahl kann helfen, den Geist zu beruhigen.

• Leichte körperliche Übungen können helfen, die Muskeln zu entspannen und den Körper auf den Schlaf vorzubereiten. Es muss nichts Intensives sein; sanfte Dehnungen oder einige Yoga-Posen können ausreichen.

• Eine warme Dusche oder ein Bad, gefolgt von Hautpflege, kann ein Gefühl der Selbstfürsorge und Entspannung fördern.

• Das Aufschreiben von Dingen, für die man dankbar ist, kann helfen, den Fokus von Stress und Sorgen auf Positivität und Dankbarkeit zu lenken.

Die Schlüssel zu einer erfolgreichen Abendroutine sind Konstanz und Personalisierung. Es sollte etwas sein, das Sie gerne tun, und es sollte regelmäßig gemacht werden. Mit der Zeit wird diese Routine zu einem Signal für Ihren Körper, dass es Zeit ist, sich zu entspannen und sich auf den Schlaf vorzubereiten. Dies kann nicht nur die Einschlafzeit verkürzen, sondern auch die Qualität des Schlafs verbessern, was wiederum Ihre Schilddrüsenfunktion und Ihre allgemeine Gesundheit unterstützen kann.

Die Bedeutung von Regelmäßigkeit: Wie Sie Ihren Schlafrhythmus unterstützen können

Unser Körper funktioniert nach einer inneren Uhr, die als zirkadianer Rhythmus bekannt ist. Dieser zirkadiane Rhythmus ist ein etwa 24-stündiger Zyklus, der eine Reihe von physiologischen, psychologischen und verhaltensbezogenen Prozessen steuert, einschließlich des Schlaf-Wach-Zyklus. Hauptsächlich durch Licht und Dunkelheit in der Umgebung beeinflusst, trägt dieser natürliche Rhythmus zur Regulierung von Hormonproduktion, Körpertemperatur und anderen Funktionen bei. Die Synchronisation dieser inneren Uhr mit unseren täglichen Aktivitäten ist entscheidend für das allgemeine Wohlbefinden und die Gesundheit.

Regelmäßigkeit im Schlaf-Wach-Zyklus hilft, die innere Uhr des Körpers zu synchronisieren und einen gesunden Schlafrhythmus zu fördern. Das bedeutet, dass das Einschlafen und Aufwachen erleichtert wird, und sie kann auch die Qualität des Schlafs verbessern.

Versuchen Sie, jeden Tag zur gleichen Zeit ins Bett zu gehen und aufzustehen, auch am Wochenende. Dies mag einfach klingen, aber es erfordert Disziplin und Engagement, besonders in einer Welt, die oft von unregelmäßigen Arbeitszeiten und sozialen Verpflichtungen geprägt ist.

Die Vorteile dieser Regelmäßigkeit sind jedoch erheblich. Sie fördert nicht nur einen gesunden Schlafrhythmus, sondern kann auch andere Aspekte der Gesundheit unterstützen, einschließlich der Stimmung, der kognitiven Funktion und sogar der Stoffwechselprozesse.

Wenn Sie Schwierigkeiten haben, eine regelmäßige Schlafenszeit einzuhalten, beginnen Sie schrittweise. Verstellen Sie Ihre Schlafenszeit und Aufwachzeit in kleinen Schritten, vielleicht nur 15 Minuten alle paar Tage, bis Sie den gewünschten Rhythmus erreicht haben.

Denken Sie daran, dass auch andere Faktoren wie Ernährung, Bewegung und Lichtexposition Ihre innere Uhr beeinflussen können. Die Kombination einer regelmäßigen Schlafenszeit mit einer gesunden Lebensweise kann Ihnen helfen, Ihren Schlafrhythmus zu unterstützen und eine bessere Nachtruhe zu genießen. Insgesamt ist die Regelmäßigkeit im Schlaf-Wach-Zyklus ein Schlüssel zu einem erholsamen Schlaf und einer besseren Gesundheit. Es ist eine Investition in sich selbst, die sich in Form von mehr Energie, besserer Stimmung und verbesserter Leistungsfähigkeit auszahlen kann.

AUSWIRKUNGEN VON SCHLAF AUF IHRE SCHILDDRÜSENUNTERFUNKTION

Schlaf ist nicht nur für das allgemeine Wohlbefinden unerlässlich, sondern trägt auch zur Funktion der Schilddrüse und der Hormonregulation bei. Die Auswirkungen von Schlaf auf die Schilddrüsenunterfunktion sind vielfältig und komplex und sie reichen von der direkten Beeinflussung der Hormonproduktion bis hin zur Verbesserung der Stressresistenz und der allgemeinen Lebensqualität.

Wie Schlaf Ihre Hormonproduktion beeinflusst

Während des Schlafs befindet sich der Organismus in einem Zustand der Erholung und Regeneration, der die Freisetzung und Balance von Hormonen maßgeblich beeinflusst. Ein Mangel an qualitativ hochwertigem Schlaf kann daher weitreichende Auswirkungen auf die Hormonproduktion und -regulation haben.

Zum Beispiel ist Cortisol, das als Stresshormon bekannt ist, eng mit dem Schlaf-Wach-Zyklus verknüpft. Ein ausgewogener Schlaf trägt dazu bei, den Cortisolspiegel im Gleichgewicht zu halten, was wiederum eine Vielzahl von Körperfunktionen unterstützt. Ein Ungleichgewicht in der Cortisolproduktion kann zu Stress, Müdigkeit und anderen gesundheitlichen Problemen führen.

Darüber hinaus beeinflusst Schlaf die Produktion von Insulin, einem Hormon, das den Blutzuckerspiegel reguliert. Schlafmangel kann die Insulinsensitivität beeinträchtigen, was das Risiko für Typ-2-Diabetes erhöhen kann.

Schlaf reguliert auch die Sexualhormone. Bei Männern kann beispielsweise ein Mangel an Schlaf zu einem niedrigeren Testosteronspiegel führen, was wiederum die Libido, die Muskelmasse und die Stimmung beeinflussen kann. Bei Frauen kann unzureichender Schlaf zu einem Ungleichgewicht der Sexualhormone führen, was Menstruationsprobleme und andere reproduktive Gesundheitsprobleme verursachen kann.

Dies verdeutlicht die zentrale Rolle, die Schlaf in der Hormonregulation spielt. Es zeigt auch die Komplexität der Wechselwirkungen zwischen Schlaf und verschiedenen Hormonen und unterstreicht die Bedeutung, sowohl die Schlafqualität als auch die Schlafdauer zu berücksichtigen, um die allgemeine Gesundheit optimal zu unterstützen.

Verbesserte Stressresistenz durch ausreichende Regeneration

Stress ist ein komplexes Phänomen, das sowohl physische als auch psychische Auswirkungen haben kann, und es ist ein bekannter Auslöser für Schilddrüsenprobleme. Für Menschen mit Schilddrüsenunterfunktion ist die Fähigkeit, Stress effektiv zu bewältigen, daher sehr nützlich. In diesem Zusammenhang spielt Schlaf eine Schlüsselrolle, da er eine zentrale Funktion bei der Stressbewältigung und der allgemeinen Gesundheit hat.

Ausreichender und erholsamer Schlaf ermöglicht dem Körper, sich von den physischen und psychischen Belastungen des Tages zu erholen. Während des Schlafs durchläuft der Körper verschiedene Schlafzyklen, die zur Regeneration und Reparatur von Zellen, zur Stärkung des Immunsystems und zur Verarbeitung von Emotionen beitragen. Dies fördert die Resilienz gegenüber Stress und hilft, das Gleichgewicht der Hormone, einschließlich der Schilddrüsenhormone, aufrechtzuerhalten.

Wenn der Schlaf gestört oder unzureichend ist, kann dies die Fähigkeit des Körpers, mit Stress umzugehen, beeinträchtigen. Es kann zu einer Erhöhung des Cortisolspiegels führen, das als Stresshormon bekannt ist, und die Symptome einer Schilddrüsenunterfunktion verschlimmern. Darüber hinaus kann Schlafmangel die emotionale Reaktion auf Stress verstärken, was zu Gefühlen von Angst und Überforderung führen kann.

Die Bedeutung von Schlaf für die Stressresistenz geht über die bloße Erholung hinaus. Er trägt auch zur Aufrechterhaltung eines gesunden Hormonhaushalts bei, der für die Regulierung von Stimmung, Energie und Metabolismus entscheidend ist. Durch die Unterstützung der Schilddrüsenfunktion und die Verbesserung der Fähigkeit, mit Stress umzugehen, trägt ausreichender Schlaf dazu bei, die Lebensqualität und den Gesundheitszustand von Menschen mit Schilddrüsenunterfunktion zu verbessern.

Mehr Energie und bessere Stimmung durch erholsamen Schlaf

Die Symptome einer Schilddrüsenunterfunktion, einschließlich Müdigkeit, Energiemangel und Stimmungsschwankungen, können das tägliche Leben erheblich beeinträchtigen. In diesem Kontext ist erholsamer Schlaf nicht nur ein Luxus, sondern eine notwendige Komponente zur Verbesserung dieser Symptome und zur Förderung eines gesunden Lebensstils.

Guter Schlaf fördert die Energieproduktion auf mehreren Ebenen. Während des Schlafs durchläuft der Körper verschiedene Phasen, einschließlich der Tiefschlafphase, in der die Zellregeneration und die Reparatur von Geweben stattfinden. Diese Prozesse sind entscheidend für die Erneuerung der Energievorräte des Körpers und helfen, Müdigkeit zu überwinden. Darüber hinaus ermöglicht der Schlaf dem Körper, die Energiereserven effizienter zu nutzen, indem er den Stoffwechsel reguliert und die Insulinsensitivität verbessert. Neben der Energieproduktion reguliert Schlaf auch die Stimmung. Während des Schlafs werden verschiedene Neurotransmitter und Hormone freigesetzt und reguliert, die die Stimmung beeinflussen, wie Serotonin und Melatonin. Ein ausgewogener Schlaf-Wach-Zyklus trägt dazu bei, das Gleichgewicht dieser Substanzen aufrechtzuerhalten, was wiederum die emotionale Stabilität und das allgemeine Wohlbefinden fördert. Schlafmangel hingegen kann zu Stimmungsschwankungen, Reizbarkeit und sogar Depressionen führen.

Die Verbindung zwischen Schlaf, Energie und Stimmung ist besonders relevant für Menschen mit Schilddrüsenunterfunktion, da die Symptome dieser Erkrankung oft mit chronischer Müdigkeit und Stimmungsstörungen einhergehen. Durch die Förderung eines erholsamen Schlafs können diese Symptome direkt beeinflusst werden.

SELBSTBEOBACHTUNG UND ANPASSUNG

Selbstbeobachtung und Anpassung der Schlafgewohnheiten sind effektive Maßnahmen zur Steigerung der Schlafqualität und zur Linderung der Symptome einer Schilddrüsenunterfunktion. Dieses Kapitel konzentriert sich auf das Führen eines persönlichen Schlafprotokolls, die Identifizierung von Schlafmustern und -triggern sowie die Entwicklung von Selbstmanagement-Strategien.

Ihr persönliches Schlafprotokoll: Notieren Sie Ihre Schlafgewohnheiten und -muster

Ein Schlafprotokoll ist nicht nur ein einfaches Tagebuch, sondern ein wertvolles Werkzeug zur Selbstbeobachtung und Transformation der Schlafgewohnheiten. Es ermöglicht, die Verbindung zwischen dem täglichen Leben und der Schlafqualität zu erkennen und zu verstehen. Hier ist eine praktische Anleitung, um ein persönliches Schlafprotokoll zu erstellen und zu nutzen:

• Ob in einem physischen Notizbuch oder einer digitalen App, wählen Sie ein Format, das am besten zu Ihnen passt.

• Notieren Sie täglich folgende Informationen:
– Wann sind Sie ins Bett gegangen?
– Wann sind Sie aufgewacht?
– Wie würden Sie die Qualität Ihres Schlafes bewerten?
– Was haben Sie tagsüber gemacht? Gab es besondere Stressfaktoren?
– Was haben Sie gegessen, besonders in den Stunden vor dem Schlafengehen?
– Gab es schlechte Träume, nächtliches Erwachen oder andere Besonderheiten?

• Führen Sie das Protokoll jeden Tag, idealerweise über mehrere Wochen hinweg. Die Konstanz ist entscheidend, um aussagekräftige Muster zu erkennen.

• Nach einer Weile schauen Sie zurück und suchen nach Mustern. Gibt es Zusammenhänge zwischen der Ernährung und der Schlafqualität? Beeinflussen bestimmte Tagesaktivitäten das Einschlafen?

• Nutzen Sie die Erkenntnisse aus dem Protokoll, um Veränderungen in Ihrer Routine vorzunehmen. Vielleicht entdecken Sie, dass das Lesen vor dem Schlafengehen Ihnen hilft, besser zu schlafen, oder dass bestimmte Lebensmittel Ihren Schlaf stören.

• Ihr Schlafprotokoll ist ein lebendiges Dokument. Passen Sie es an, wenn Sie neue Kategorien hinzufügen oder andere entfernen möchten.

Die Aufzeichnung über mehrere Wochen hinweg ermöglicht es, Muster zu erkennen und zu verstehen, was den Schlaf beeinflussen könnte. Dieses Verständnis ist der erste Schritt zur Verbesserung der Schlafqualität.

Identifizierung von Schlafmustern und -triggern: Was beeinflusst Ihren Schlaf positiv oder negativ?

Die Analyse des Schlafprotokolls kann aufschlussreich sein, um die spezifischen Faktoren zu identifizieren, die den Schlaf positiv oder negativ beeinflussen. Vielleicht wird entdeckt, dass der Verzicht auf Kaffee am Abend oder das Vermeiden von spätabendlicher Arbeit den Schlaf verbessert.

Diese individuellen Erkenntnisse sind von unschätzbarem Wert, da sie gezielte Veränderungen ermöglichen, die den Schlaf verbessern können. Es ist ein Prozess der Selbstentdeckung, der dazu beiträgt, die Kontrolle über die eigene Schlafqualität zu erlangen.

Selbstmanagement-Strategien für besseren Schlaf und mehr Regeneration entwickeln

Mit den gewonnenen Erkenntnissen aus dem Schlafprotokoll können maßgeschneiderte Strategien entwickelt werden, die auf die persönlichen Bedürfnisse und Herausforderungen zugeschnitten sind. Dies kann die Anpassung der Schlafumgebung umfassen, wie das Hinzufügen von Verdunklungsvorhängen oder einem Ventilator, wenn Licht oder Temperatur störend sind.

Auch die Änderung der Ernährungsgewohnheiten kann eine Rolle spielen. Wenn bestimmte Lebensmittel den Schlaf beeinträchtigen, kann deren Vermeidung oder Ersetzung hilfreich sein.

Darüber hinaus kann die Einführung von Entspannungstechniken, wie Meditation oder Atemübungen, vor dem Schlafengehen, den Schlaf verbessern, wenn Stress ein wiederkehrendes Problem darstellt.

Selbstbeobachtung und Anpassung sind somit ein proaktiver und individueller Ansatz zur Verbesserung des Schlafes. Es ist ein Prozess, der Geduld und Engagement erfordert, aber die potenziellen Belohnungen sind eine bessere Schlafqualität, eine verbesserte Gesundheit und ein erhöhtes Wohlbefinden.

Die Rolle der Ernährung für Ihre Schilddrüse

Es ist nicht nur das, was Sie essen, sondern auch, wie Sie essen, was den Unterschied machen kann. Hier sind einige Aspekte, die Sie berücksichtigen sollten:

Nährstoffe, die Ihre Schilddrüse unterstützen: Jod, Selen, Zink und mehr

Die Schilddrüse benötigt bestimmte Nährstoffe, um optimal zu funktionieren. Diese Nährstoffe sind wie der „Treibstoff" für Ihre Schilddrüse.

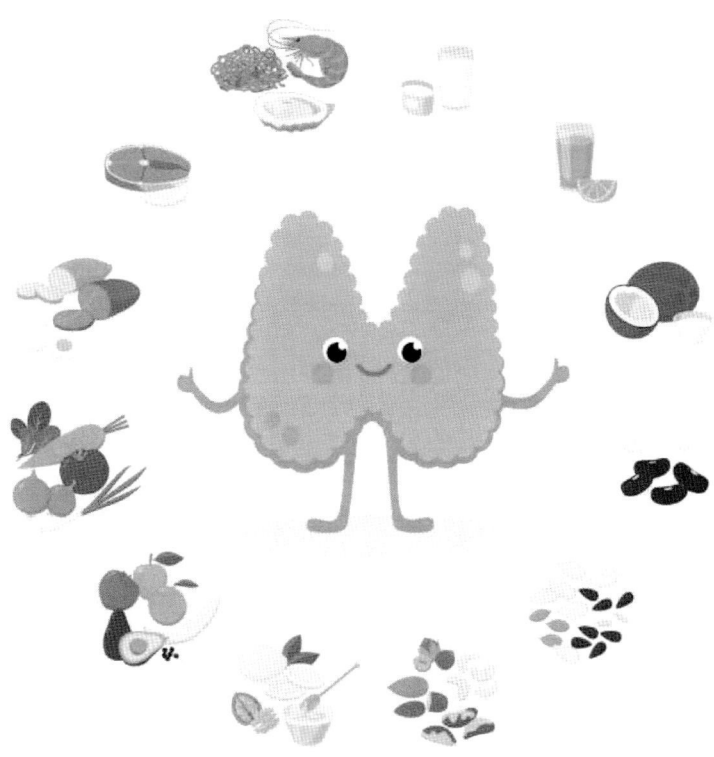

Jod

Jod ist ein Schlüsselmineral für die Produktion von Schilddrüsenhormonen. Ohne ausreichend Jod kann die Schilddrüse nicht genügend Hormone produzieren. Die empfohlene Tagesdosis für Erwachsene beträgt 150 Mikrogramm.

Selen

Dieses Spurenelement ist entscheidend für die Umwandlung von T4- in das aktive T3-Hormon. Die empfohlene Tagesdosis für Erwachsene liegt bei 55 Mikrogramm.

Zink

Zink unterstützt die Schilddrüse bei der Hormonproduktion und hilft bei der Regulierung des Immunsystems. Für Männer wird eine Tagesdosis von 11 Milligramm und für Frauen von 8 Milligramm empfohlen.

Eisen

Eisen ist notwendig für die Produktion von Schilddrüsenhormonen und spielt eine Rolle bei der Energieproduktion. Die empfohlene Tagesdosis beträgt 8 Milligramm für Männer und 18 Milligramm für Frauen.

Vitamin D

Dieses Vitamin unterstützt die Immunfunktion. Die empfohlene Tagesdosis liegt bei 600 IU für Erwachsene bis zum Alter von 70 Jahren und 800 IU für Erwachsene über 70 Jahre.

B-Vitamine

Diese Vitamine, insbesondere B12, sind entscheidend für die Energieproduktion und können bei Schilddrüsenproblemen von Bedeutung sein. Die empfohlene Tagesdosis variiert je nach spezifischem B-Vitamin.

Diese Nährstoffe arbeiten zusammen, um die Gesundheit der Schilddrüse zu unterstützen. Eine ausgewogene Ernährung, die diese Nährstoffe enthält, kann dazu beitragen, dass Ihre Schilddrüse effizient funktioniert und Ihr allgemeines Wohlbefinden fördert. Es ist nicht nur eine Frage der Auswahl der richtigen Lebensmittel, sondern es geht auch um ein Verständnis dafür, wie diese Nährstoffe im Körper interagieren und wie sie durch die Ernährung in das tägliche Leben integriert werden können.

Wie die richtige Ernährung Ihre Schilddrüsenhormone beeinflussen kann

Die Ernährung und die Schilddrüse sind in einer komplexen Wechselbeziehung miteinander verbunden. Die richtige Ernährung kann nicht nur die Hormon-produktion unterstützen, sondern auch die Symptome einer Schilddrüsenun-terfunktion lindern. Hier ist eine detailliertere Erklärung, wie die Ernährung die Schilddrüsenhormone beeinflussen kann:

Unterstützung der Hormonproduktion

Die Schilddrüse produziert die Hormone Thyroxin (T4) und Triiodthyronin (T3), die für die Regulierung des Stoffwechsels verantwortlich sind. Bestimmte Nährstoffe wie Jod, Selen und Zink sind entscheidend für die Produktion dieser Hormone. Eine ausgewogene Ernährung, die diese Nährstoffe enthält, kann die Schilddrüse bei der Hormonproduktion unterstützen.

Regulierung des Stoffwechsels

Die Schilddrüsenhormone spielen eine Schlüsselrolle bei der Regulierung des Stoffwechsels. Eine Ernährung, die reich an Ballaststoffen, Proteinen und ge-sunden Fetten ist, kann den Stoffwechsel unterstützen und die Energieproduk-tion fördern.

Linderung von Symptomen

Bei Schilddrüsenunterfunktion können Symptome wie Müdigkeit, Gewichtszu-nahme und trockene Haut auftreten. Die richtige Ernährung kann dazu beitra-gen, diese Symptome zu lindern. Zum Beispiel können Omega-3-Fettsäuren aus Fisch die Entzündung reduzieren, während Vollkornprodukte und Gemüse die Verdauung unterstützen können.

Vermeidung von schädlichen Substanzen

Einige Lebensmittel und Substanzen können die Schilddrüsenfunktion negativ beeinflussen. Zum Beispiel kann übermäßiger Sojaverzehr bei Menschen mit Jodmangel die Schilddrüsenfunktion hemmen. Die Kenntnis dieser potenziel-len Fallstricke und die entsprechende Anpassung der Ernährung kann die Schilddrüsenfunktion schützen.

Unterstützung des Immunsystems

Bei einigen Formen der Schilddrüsenunterfunktion, wie Hashimoto-Thyreoidi-tis, spielt das Immunsystem eine Rolle. Eine Ernährung, die reich an Antioxi-dantien und entzündungshemmenden Lebensmitteln ist, kann das Immunsys-tem unterstützen und die Schilddrüsenfunktion fördern.

Die Bedeutung eines ausgewogenen Ernährungsplans für Ihr Wohlbefinden

Ein ausgewogener Ernährungsplan ist mehr als eine Diät; es ist eine Lebensweise. Es geht darum, Nahrungsmittel zu wählen, die nicht nur die Schilddrüse unterstützen, sondern auch Ihre Gesundheit im Allgemeinen fördern. Hier sind drei Regeln, die einfach umzusetzen sind:

Vielfalt

Essen Sie eine breite Palette von Lebensmitteln, um sicherzustellen, dass Sie alle notwendigen Nährstoffe erhalten.

Qualität

Wählen Sie frische, unverarbeitete Lebensmittel, wann immer möglich.

Mäßigung

Es geht nicht darum, bestimmte Lebensmittel vollständig zu vermeiden, sondern darum, eine Balance zu finden.

Bedenken Sie, dass Ernährung kein festgelegtes Schema darstellt. Sie ist ein wandelbarer und anpassungsfähiger Aspekt Ihres Lebens, der sich im Laufe der Zeit verändert. Ernährung ist nicht nur ein Einzelfaktor, sondern integriert sich in einen umfassenden Ansatz zur Förderung der Gesundheit Ihrer Schilddrüse und des gesamten Körpers. Es geht nicht um ein festgelegtes Ziel, sondern um kontinuierliche Anpassung und Verbesserung, wobei immer Platz für kulinarische Freuden bleibt. Entscheidend ist Ihre individuelle Beziehung zu Lebensmitteln und die Art, wie Sie diese zur Steigerung Ihrer Gesundheit und Ihres Wohlgefühls einsetzen.

SCHILDDRÜSENFREUNDLICHE LEBENSMITTEL

Die Auswahl der richtigen Lebensmittel stellt eine effektive Maßnahme dar, um die Schilddrüse zu unterstützen. Hier sind einige der bedeutsamen schilddrüsenfreundlichen Nährstoffe und die Lebensmittel, die sie enthalten:

Jodreiche Nahrungsmittel

Jod ist ein essentielles Spurenelement, das für die Produktion von Schilddrüsenhormonen notwendig ist. Ein Mangel an Jod kann zu einer Unterfunktion der Schilddrüse führen. Hier sind einige jodreiche Lebensmittel:

- Seetang
- Fisch (insbesondere Meeresfische wie Kabeljau und Thunfisch)
- Milchprodukte
- Eier
- Jodiertes Salz
- Garnelen und andere Schalentiere
- Getrocknete Pflaumen
- Erdbeeren

Selenhaltige Lebensmittel

Selen ist ein weiteres Spurenelement, das für die Schilddrüsenfunktion von Bedeutung ist. Es hilft bei der Umwandlung von T4 in das aktive Hormon T3. Hier sind einige selenreiche Lebensmittel:

- Paranüsse

- Fleisch

- Hülsenfrüchte:
- Linsen
- Kichererbsen
- Bohnen

- Vollkornprodukte

- Sonnenblumenkerne

- Fisch:
- Makrele
- Forelle
- Lachs

- Eier (vor allem das Eigelb)

- Pilze

Zink, Eisen und andere wichtige Mikronährstoffe

Außer Zink und Eisen gibt es viele andere Mikronährstoffe, die eine Rolle spielen können. Hier sind einige Quellen:

- Zink:
  - Rindfleisch
  - Hühnchen
  - Austern
  - Kürbiskerne
  - Käse

- Eisen:
  - Rotes Fleisch
  - Spinat
  - Linsen
  - Kürbiskerne
  - Tofu

- Vitamin B12:
  - Fisch
  - Fleisch
  - Eier
  - Milchprodukte

- Omega-3-Fettsäuren:
  - Fettreicher Fisch
  - Leinsamen
  - Walnüsse

- Vitamin D:
  - Fettreicher Fisch
  - Eigelb

- Magnesium:
  - Dunkles Blattgemüse
  - Nüsse
  - Vollkornprodukte
  - Bananen

Die Auswahl einer ausgewogenen Ernährung, die diese schilddrüsenfreundlichen Lebensmittel enthält, kann dazu beitragen, die Schilddrüsenfunktion zu unterstützen und Ihre allgemeine Gesundheit zu fördern. In einigen Fällen kann die Beratung durch einen Ernährungsexperten oder Arzt hilfreich sein, um sicherzustellen, dass die Ernährung alle notwendigen Nährstoffe in den richtigen Mengen liefert.

ERNÄHRUNGSUMSTELLUNG IN DER PRAXIS

Die Umstellung der Ernährung kann überwältigend erscheinen, aber mit einem schrittweisen Ansatz und praktischen Strategien kann es zu einer bereichernden und gesundheitsfördernden Erfahrung werden. Mehr darüber erfahren Sie in diesem Kapitel.

Schritt für Schritt: Wie Sie Ihre Ernährung schilddrüsenfreundlich gestalten

Die Umstellung der Ernährung kann eine Herausforderung sein, aber es ist eine lohnende Investition in Ihre Gesundheit. Es geht nicht darum, alles auf einmal zu ändern, sondern darum, schrittweise Anpassungen vorzunehmen, die zu Ihrem Lebensstil passen. Hier sind einige Schritte, die Ihnen helfen können, Ihre Ernährung schilddrüsenfreundlich zu gestalten:

- Beginnen Sie damit, Ihre aktuellen Essgewohnheiten zu analysieren:
  – Was essen Sie regelmäßig?
  – Wo könnten schilddrüsenfreundliche Lebensmittel integriert werden?

- Erstellen Sie einen Wochenplan, der Lebensmittel enthält, die reich an Jod, Selen, Zink und anderen Nährstoffen sind. Denken Sie daran, auch Snacks und Getränke einzubeziehen.

- Schreiben Sie eine Einkaufsliste, die alle benötigten Zutaten enthält. Organisieren Sie die Liste nach Lebensmittelgruppen, um den Einkauf zu erleichtern.

- Experimentieren Sie mit neuen Rezepten, die schilddrüsenfreundliche Lebensmittel enthalten. Vorbereitung ist der Schlüssel, also nehmen Sie sich Zeit, Mahlzeiten im Voraus zuzubereiten, wenn möglich.

- Nach einigen Wochen der Umstellung überprüfen Sie, wie Sie sich fühlen, und nehmen bei Bedarf Anpassungen vor. Ihre Ernährung sollte nicht nur Ihre Schilddrüse unterstützen, sondern auch schmackhaft und befriedigend sein.

Alltagstaugliche Rezepte und Meal-Prep-Ideen für eine optimierte Ernährung

Alltagstaugliche Rezepte sind das Herzstück einer schilddrüsenfreundlichen Ernährung. Sie ermöglichen es, die benötigten Nährstoffe in den täglichen Speiseplan zu integrieren, ohne dass es kompliziert oder zeitaufwendig wird. Lassen Sie sich von den folgenden Rezeptideen inspirieren:

Seetang-Salat mit gegrilltem Lachs

Portionen: 2
Nährwerte pro Portion: ca. 350 kcal, 25 g Protein, 20 g Fett, 15 g Kohlenhydrate

Zutaten:
- 200 g frischer Lachs
- 1 Tasse Seetang, eingeweicht
- 1 Karotte, in Streifen geschnitten
- 1 Gurke, in Streifen geschnitten
- 2 EL Sojasauce
- 1 EL Sesamöl
- 1 TL Honig
- Salz, Pfeffer
- Sesamsamen zum Garnieren

Zubereitung:
- Lachs mit Salz und Pfeffer würzen und auf dem Grill oder in einer Pfanne braten, bis er durchgegart ist.
- Seetang, Karotte und Gurke in einer Schüssel mischen.
- Sojasauce, Sesamöl und Honig in einer kleinen Schüssel verrühren und über den Salat gießen.
- Lachs auf dem Salat anrichten und mit Sesamsamen garnieren.

Paranuss-Smoothie

Portionen: 1
Nährwerte pro Portion: ca. 300 kcal, 5 g Protein, 15 g Fett, 35 g Kohlenhydrate

Zutaten:
- 5 Paranüsse
- 1 Banane
- 1 Tasse Mandelmilch
- 1 TL Honig
- Eiswürfel

Zubereitung:
- Alle Zutaten in einen Mixer geben.
- Auf hoher Stufe mixen, bis alles gut vermischt und cremig ist.
- In ein Glas gießen und genießen.

Zinkreicher Rindfleisch-Eintopf

Portionen: 4

Nährwerte pro Portion: ca. 400 kcal, 30 g Protein, 20 g Fett, 20 g Kohlenhydrate

Zutaten:
- 500 g Rindfleisch, gewürfelt
- 2 Karotten, gewürfelt
- 2 Kartoffeln, gewürfelt
- 1 Zwiebel, gehackt
- 4 Tassen Rinderbrühe
- 2 EL Tomatenmark
- Salz und Pfeffer

Zubereitung:
- Rindfleisch in einem großen Topf anbraten, bis es braun ist.
- Karotten, Kartoffeln und Zwiebel hinzufügen und 5 Minuten anbraten.
- Brühe, Tomatenmark, Salz und Pfeffer hinzufügen.
- Zum Kochen bringen, dann die Hitze reduzieren und 2 Stunden köcheln lassen.

Selenreicher Hühnchen-Salat

Portionen: 2

Nährwerte pro Portion: ca. 300 kcal, 25 g Protein, 15 g Fett, 10 g Kohlenhydrate

Zutaten:
- 200 g Hühnchenbrust, gegrillt und in Streifen geschnitten
- 1 Tasse Spinat
- 1 Tomate, gewürfelt
- 1/2 Avocado, gewürfelt
- 2 EL Olivenöl
- 1 EL Zitronensaft
- Salz und Pfeffer

Zubereitung:
- Hühnchen, Spinat, Tomate und Avocado in einer Schüssel mischen.
- Olivenöl, Zitronensaft, Salz und Pfeffer in einer kleinen Schüssel verrühren und über den Salat gießen.

Eisenreicher Linsensalat
Portionen: 2
Nährwerte pro Portion: ca. 250 kcal, 10 g Protein, 10 g Fett, 25 g Kohlenhydrate

Zutaten:
- 1 Tasse grüne Linsen, gekocht
- 1 rote Paprika, gewürfelt
- 1/2 Zwiebel, fein gehackt
- 2 EL Olivenöl
- 1 EL Balsamico-Essig
- Salz und Pfeffer

Zubereitung:
- Linsen, Paprika und Zwiebel in einer Schüssel mischen.
- Olivenöl, Balsamico-Essig, Salz und Pfeffer in einer kleinen Schüssel verrühren und über den Salat gießen.

Meal-Prep-Ideen
Die Vorbereitung von Mahlzeiten im Voraus (Meal Prep) ist eine effektive Methode, um sicherzustellen, dass Sie immer schilddrüsenfreundliche Optionen zur Hand haben. Hier sind einige Ideen:

Wochenend-Kochsession
Nutzen Sie das Wochenende, um eine größere Menge an schilddrüsenfreundlichen Mahlzeiten wie Suppen, Eintöpfe oder gegrilltes Fleisch zuzubereiten. Portionieren Sie diese in Einzelportionen und frieren Sie sie ein.

Frühstück im Voraus
Bereiten Sie Frühstücksoptionen wie Overnight Oats oder Smoothies im Voraus zu und bewahren Sie sie im Kühlschrank auf.

Snack-Vorbereitung
Halten Sie schilddrüsenfreundliche Snacks wie Nüsse, Gemüsesticks oder hartgekochte Eier bereit, um den Hunger zwischendurch zu stillen.

Salatbar zu Hause
Bewahren Sie verschiedene Salatzutaten separat im Kühlschrank auf, sodass Sie schnell und einfach verschiedene Salate zusammenstellen können.

Nutzung von Küchengeräten

Slow Cooker oder Instant-Pots können die Zubereitung von schilddrüsenfreundlichen Mahlzeiten erleichtern. Setzen Sie sie ein, um Zeit zu sparen.

Durch die Integration dieser Meal-Prep-Strategien in Ihren Alltag können Sie eine Ernährung schaffen, die Ihre Schilddrüse unterstützt, ohne dass es kompliziert oder zeitaufwendig wird. Es geht darum, Möglichkeiten zu finden, die Ernährung so zu gestalten, dass sie für Ihre Gesundheit förderlich ist.

Sich satt essen trotz Schilddrüsenunterfunktion: Strategien für ein gesundes Gewicht

Sich satt zu essen und dabei ein gesundes Gewicht zu halten, kann eine Herausforderung sein, besonders wenn Sie an einer Schilddrüsenunterfunktion leiden. Die Schilddrüsenunterfunktion kann den Stoffwechsel verlangsamen, was das Abnehmen erschwert. Aber keine Sorge, es gibt Strategien, die Ihnen helfen können, sich satt zu fühlen und gleichzeitig ein gesundes Gewicht zu erreichen und zu halten.

Verstehen Sie Ihren Hunger

• Lernen Sie, echten Hunger von emotionalem Essen zu unterscheiden. Wenn Sie hungrig sind, essen Sie. Wenn Sie aus Langeweile oder Stress essen möchten, suchen Sie nach anderen Wegen, diese Gefühle zu bewältigen.

• Manchmal wird Durst als Hunger wahrgenommen. Trinken Sie ein Glas Wasser und warten Sie einige Minuten, um zu sehen, ob der Hunger nachlässt.

Wählen Sie sättigende Lebensmittel

• Vollkornprodukte, Gemüse und Obst enthalten Ballaststoffe, die Ihnen helfen können, sich länger satt zu fühlen.

• Eiweiß sättigt und unterstützt den Muskelaufbau. Gute Quellen sind Fleisch, Fisch, Eier, Hülsenfrüchte und Nüsse.

• Avocado, Olivenöl und Nüsse enthalten gesunde Fette, die zur Sättigung beitragen können.

Portionskontrolle

• Ein kleinerer Teller kann Ihnen helfen, die Portionsgrößen zu kontrollieren.

• Es dauert etwa 20 Minuten, bis das Sättigungsgefühl im Gehirn ankommt. Essen Sie langsam und genießen Sie jede Mahlzeit.

Regelmäßige Mahlzeiten und Snacks

• Regelmäßige Mahlzeiten helfen, den Blutzuckerspiegel stabil zu halten und Heißhungerattacken zu vermeiden.

• Halten Sie gesunde Snacks bereit, um den Hunger zwischen den Mahlzeiten zu stillen.

Bewegung

• Finden Sie eine Aktivität, die Ihnen Spaß macht: Ob Spazierengehen, Tanzen oder Yoga, Bewegung kann den Stoffwechsel ankurbeln und das Wohlbefinden steigern.

Unterstützung suchen

• Wenn Sie Schwierigkeiten haben, Ihr Gewicht zu kontrollieren, kann die Unterstützung eines Fachmanns hilfreich sein.

Die Schilddrüsenunterfunktion muss kein Hindernis für ein gesundes Gewicht sein. Durch aufmerksame Körperwahrnehmung, die Auswahl sättigender Lebensmittel, die Kontrolle der Portionsgrößen und das Einhalten regelmäßiger Mahlzeiten lässt sich eine Ernährungsstrategie entwickeln, die sowohl befriedigend als auch nahrhaft ist. Ziel ist es, ein Gleichgewicht zu schaffen, das den Körper nährt und stärkt, ohne ein Gefühl von Hunger oder Entbehrung zu erzeugen.

ERNÄHRUNG UND HORMONERSATZTHERAPIE

Die Behandlung einer Schilddrüsenunterfunktion erfordert oft eine sorgfältige Abstimmung zwischen Medikation und Ernährung. Die Hormonersatztherapie ist ein wesentlicher Bestandteil der Behandlung, aber wussten Sie, dass die Art und Weise, wie Sie Ihre Medikamente einnehmen, und Ihre Ernährungsgewohnheiten einen erheblichen Einfluss auf die Wirksamkeit der Therapie haben können? In diesem Kapitel werden wir uns mit Aspekten befassen, die Sie bei der Einnahme Ihrer Schilddrüsenhormone und der Ernährung berücksichtigen sollten.

Wichtige Aspekte bei der Einnahme Ihrer Schilddrüsenhormone und der Ernährung

Die Einnahme von Schilddrüsenhormonen ist eine tägliche Routine, die Verständnis und Aufmerksamkeit erfordert. Die Interaktion zwischen den Medikamenten und der Nahrung, die Sie zu sich nehmen, kann komplex sein und das Verständnis dieser Dynamik ist entscheidend für den Erfolg der Behandlung.

Zeitpunkt der Einnahme

Die Einnahme Ihrer Schilddrüsenmedikamente sollte konsequent erfolgen. Viele Ärzte empfehlen, das Medikament auf nüchternen Magen einzunehmen, etwa 30 bis 60 Minuten vor dem Frühstück. Dies hilft, die Absorption des Medikaments zu maximieren.

Vermeiden Sie bestimmte Lebensmittel und Nahrungsergänzungsmittel

Einige Lebensmittel und Nahrungsergänzungsmittel können die Absorption von Schilddrüsenhormonen stören. Dazu gehören Sojaprodukte, Eisen- und Calciumpräparate sowie ballaststoffreiche Lebensmittel. Es ist ratsam, diese mindestens vier Stunden nach der Einnahme des Medikaments zu konsumieren.

Beachten Sie die Wechselwirkungen mit anderen Medikamenten

Einige Medikamente können ebenfalls die Absorption von Schilddrüsenhormonen beeinträchtigen. Informieren Sie Ihren Arzt über alle Medikamente, die Sie einnehmen, einschließlich rezeptfreier Medikamente und Nahrungsergänzungsmittel.

Kontinuierliche Überwachung

Die regelmäßige Überprüfung Ihrer Schilddrüsenwerte ist entscheidend, um sicherzustellen, dass Sie die richtige Dosis erhalten. Änderungen in Ihrer Ernährung oder Lebensweise können die benötigte Medikamentendosis beeinflussen.

Kommunikation mit Ihrem Arzt

Eine offene Kommunikation mit Ihrem Arzt über Ihre Ernährungsgewohnheiten, Ihren Lebensstil und eventuelle Symptome ist entscheidend für eine erfolgreiche Behandlung. Ihr Arzt kann Ihnen spezifische Anweisungen geben, die auf Ihre individuellen Bedürfnisse zugeschnitten sind.

Die Einnahme von Schilddrüsenhormonen ist nicht einfach eine Frage des Schluckens einer Pille. Sie erfordert ein Verständnis dafür, wie Lebensmittel, andere Medikamente und sogar der Zeitpunkt der Einnahme die Wirksamkeit der Behandlung beeinflussen können. Durch Berücksichtigung dieser Aspekte lässt sich die Effektivität der Hormonersatztherapie maximieren und die Schilddrüsenunterfunktion optimal behandeln.

Tipps zur optimalen Absorption der Hormone durch die Ernährung

Die Absorption von Schilddrüsenhormonen ist ein fein abgestimmter Prozess, der durch die Ernährung beeinflusst werden kann. Die Art und Weise, wie Sie essen, und auch das, was Sie essen, kann den Unterschied machen, ob Ihr Körper die Hormone optimal aufnimmt oder nicht. Hier sind einige praxisnahe Tipps, die Ihnen helfen können, die Absorption Ihrer Schilddrüsenhormone durch die Ernährung zu optimieren:

Vermeiden Sie Nahrungsmittel, die die Absorption stören

Wie bereits erwähnt, können bestimmte Lebensmittel und Nahrungsergänzungsmittel die Absorption von Schilddrüsenhormonen beeinträchtigen. Zu diesen gehören Sojaprodukte, Kaffee, Grapefruitsaft, Kalzium- und Eisenpräparate. Indem Sie diese Lebensmittel und Ergänzungen zeitlich von der Einnahme Ihrer Medikamente trennen, können Sie die Absorption verbessern.

Achten Sie auf Konsistenz

Die Einnahme Ihrer Schilddrüsenmedikamente zur gleichen Zeit jeden Tag und in der gleichen Weise (zum Beispiel immer mit oder ohne Nahrung) hilft, Schwankungen in der Absorption zu minimieren.

Trinken Sie ausreichend Wasser

Wasser kann helfen, die Tablette aufzulösen und die Absorption zu erleichtern. Nehmen Sie Ihre Medikamente mit einem vollen Glas Wasser ein.

Vermeiden Sie Alkohol und Tabak

Alkohol und Tabak können die Absorption und den Metabolismus von Schilddrüsenhormonen beeinflussen. Sprechen Sie mit Ihrem Arzt über sichere Mengen oder vermeiden Sie diese Substanzen ganz.

Beachten Sie die Zubereitung von Lebensmitteln

Die Art und Weise, wie Sie Ihre Lebensmittel zubereiten, kann auch die Absorption beeinflussen. Zum Beispiel kann das Kochen bestimmter Gemüsesorten, die als „goitrogen" bekannt sind (wie Kohl und Brokkoli), ihre Wirkung auf die Schilddrüse verringern.

Individualisierte Ernährungsberatung

Da jeder Körper einzigartig ist, kann eine individuelle Ernährungsberatung von einem Ernährungsexperten, der mit Schilddrüsenerkrankungen vertraut ist, äußerst wertvoll sein. Dieser kann einen spezifischen Ernährungsplan erstellen, der auf Ihre Bedürfnisse und Medikamente abgestimmt ist.

Die optimale Absorption von Schilddrüsenhormonen ist kein Zufall, sondern das Ergebnis einer bewussten und informierten Ernährungsgestaltung. Indem Sie diese Tipps befolgen, können Sie nicht nur die Wirksamkeit Ihrer Hormonersatztherapie maximieren, sondern auch Ihre allgemeine Gesundheit fördern. Es ist ein weiterer Schritt auf dem Weg zu einem gesünderen, energiegeladenen Leben trotz Schilddrüsenunterfunktion.

Wechselwirkungen zwischen Medikamenten und bestimmten Lebensmitteln beachten

Die Wechselwirkung zwischen Medikamenten und Lebensmitteln ist ein komplexes Thema, das oft übersehen wird, besonders, wenn es um Schilddrüsenhormone geht. Die Medikamente, die Sie einnehmen, um Ihre Schilddrüsenunterfunktion zu behandeln, können in ihrer Wirkung durch bestimmte Lebensmittel und Getränke beeinflusst werden. Hier sind einige Überlegungen, die Sie beachten sollten, um unerwünschte Wechselwirkungen zu vermeiden:

Lesen Sie die Packungsbeilage

Die Packungsbeilage Ihres Medikaments enthält spezifische Informationen über mögliche Wechselwirkungen mit Lebensmitteln. Es ist eine wertvolle Informationsquelle, die Sie immer zur Hand haben sollten.

Sprechen Sie mit Ihrem Arzt oder Apotheker

Ihr Gesundheitsdienstleister kennt Ihre spezifische Situation am besten und kann Ihnen maßgeschneiderte Ratschläge geben. Zögern Sie nicht, Fragen zu stellen, und klären Sie alle Bedenken, die Sie haben könnten.

Vermeiden Sie Lebensmittel, die bekanntermaßen stören

Einige Lebensmittel sind bekannt dafür, dass sie die Absorption von Schilddrüsenmedikamenten stören. Dazu gehören beispielsweise ballaststoffreiche Lebensmittel, Kaffee und bestimmte Mineralstoffe wie Kalzium und Eisen. Die zeitliche Trennung dieser Lebensmittel von der Medikamenteneinnahme kann hilfreich sein.

Achten Sie auf Alkohol

Alkohol kann die Art und Weise, wie Ihr Körper Medikamente metabolisiert, verändern. Es ist ratsam, Ihren Arzt oder Apotheker über einen möglichen Alkoholkonsum zu informieren, damit er Ihnen spezifische Anweisungen geben kann.

Seien Sie vorsichtig mit Nahrungsergänzungsmitteln

Nahrungsergänzungsmittel können auch Wechselwirkungen mit Ihren Medikamenten haben. Informieren Sie Ihren Arzt über alle Ergänzungen, die Sie einnehmen, und folgen Sie den Anweisungen sorgfältig.

Notieren Sie Ihre Erfahrungen

Wenn Sie Veränderungen in Ihrer Symptomatik bemerken, nachdem Sie bestimmte Lebensmittel gegessen haben, notieren Sie diese. Diese Informationen können für Ihren Arzt wertvoll sein, um Ihre Behandlung anzupassen.

GENUSS UND VIELFALT: ERNÄHRUNG MIT SCHILDDRÜSENUNTERFUNKTION

Die Diagnose einer Schilddrüsenunterfunktion bedeutet nicht, dass auf Genuss und Vielfalt in der Ernährung verzichtet werden muss. Im Gegenteil, mit ein wenig Planung und Bewusstsein kann eine schmackhafte und abwechslungsreiche Ernährung genossen werden, die die Schilddrüse unterstützt. In diesem Kapitel werden einige praktische Tipps und Ideen erkundet, um das Beste aus der Ernährung herauszuholen, ohne die Gesundheit zu beeinträchtigen.

Schilddrüsenfreundliche Snacks für zwischendurch

Snacks sind ein wesentlicher Bestandteil eines ausgewogenen Ernährungsplans, besonders, wenn man viel unterwegs ist oder ein hektischer Alltag besteht. Hier sind einige schilddrüsenfreundliche Snack-Ideen, die nicht nur nahrhaft, sondern auch lecker sind:

Nüsse und Samen

Mandeln, Walnüsse und Chiasamen sind reich an schilddrüsenunterstützenden Nährstoffen wie Selen und Zink. Sie sind auch eine gute Quelle für gesunde Fette und Proteine.

Joghurt mit Beeren

Naturjoghurt ist eine gute Quelle für Jod, während Beeren reich an Antioxidantien sind. Zusammen bilden sie einen schmackhaften und nahrhaften Snack.

Seetang-Snacks

Seetang ist eine ausgezeichnete Jodquelle. In Form von Snacks ist er leicht zu transportieren und er kann eine knusprige Alternative zu Chips sein.

Gemüsesticks mit Hummus

Karotten, Gurken und Paprika, serviert mit einem schilddrüsenfreundlichen Hummus, bieten eine knackige und befriedigende Snack-Option.

Smoothies

Ein Smoothie aus schilddrüsenunterstützenden Lebensmitteln wie Bananen, Spinat und Leinsamen kann ein schneller und nahrhafter Snack für unterwegs sein.

Vollkornbrot mit Avocado

Vollkornprodukte sind reich an Ballaststoffen, während Avocado gesunde Fette liefert. Zusammen bilden sie einen sättigenden und schmackhaften Snack.

Gekochte Eier

Eier sind eine hervorragende Proteinquelle und enthalten auch Jod. Sie sind leicht zuzubereiten und können im Voraus gekocht und aufbewahrt werden.

Diese Snack-Ideen sind nicht nur schilddrüsenfreundlich, sondern auch vielseitig und anpassbar. Sie können nach Vorlieben und Bedürfnissen variiert werden. Das Wichtigste ist, sich nicht eingeschränkt zu fühlen, sondern die Freiheit zu haben, kreativ zu sein und die Mahlzeiten zu genießen, während gleichzeitig die Schilddrüsengesundheit unterstützt wird.

Bewusster Genuss: Wie Sie Ihre Mahlzeiten trotz Einschränkungen genießen können

Bewusster Genuss in der Ernährung ist nicht nur eine Frage des Geschmacks, sondern auch eine Gelegenheit, sich mit dem eigenen Körper und seinen Bedürfnissen zu verbinden. Bei einer Schilddrüsenunterfunktion mag es zunächst so erscheinen, als ob die Ernährungseinschränkungen den Genuss der Mahlzeiten einschränken würden. Doch das muss nicht der Fall sein.

Der Schlüssel zum bewussten Genuss liegt in der Achtsamkeit und der Bereitschaft, die Ernährung als Teil eines ganzheitlichen Wohlbefindens zu betrachten. Es beginnt mit der Auswahl von Lebensmitteln, die nicht nur die Schilddrüse unterstützen, sondern auch die Sinne erfreuen. Frische, farbenfrohe und nährstoffreiche Lebensmittel können das Essen zu einem sinnlichen Erlebnis machen.

Das Kochen selbst kann zu einem Akt der Selbstfürsorge werden. Die Zubereitung der Mahlzeiten mit Liebe und Aufmerksamkeit verwandelt die Küche in einen Ort der Kreativität und Verbindung. Experimentieren Sie mit Gewürzen, probieren Sie neue Rezepte aus und nehmen Sie sich die Zeit, das Essen zuzubereiten. Der Prozess selbst kann ebenso befriedigend sein wie das Essen.

Bei Tisch geht es darum, sich Zeit zu nehmen und das Essen wirklich zu schmecken. Essen Sie langsam, kauen Sie gründlich und achten Sie auf die verschiedenen Geschmacksrichtungen und Texturen. Dies fördert nicht nur die Verdauung, sondern auch das Gefühl der Zufriedenheit und des Genusses.

Schließlich geht es beim bewussten Genuss auch darum, sich selbst die Erlaubnis zu geben, das Essen zu genießen, ohne Schuld oder Angst. Es ist möglich, eine schilddrüsenfreundliche Ernährung zu haben und gleichzeitig die

Freude am Essen zu bewahren. Es erfordert vielleicht ein wenig mehr Aufmerksamkeit und Planung, aber das Ergebnis ist eine Ernährung, die sowohl den Körper nährt als auch die Seele erfreut.

Reisen und Auswärtsessen: Ernährungstipps für unterwegs und im Restaurant

Reisen und Auswärtsessen stellen oft eine besondere Herausforderung dar, besonders, wenn man auf eine schilddrüsenfreundliche Ernährung achten möchte. Doch mit ein wenig Vorbereitung und Bewusstsein muss das Essen außer Haus nicht stressig sein. Hier sind einige Strategien, die helfen können, auch unterwegs und im Restaurant die Kontrolle über die Ernährung zu behalten.

Planung ist der Schlüssel

Bevor Sie auf Reisen gehen oder ein Restaurant besuchen, informieren Sie sich über die verfügbaren Optionen. Viele Restaurants bieten heute Online-Speisekarten an, die es ermöglichen, im Voraus zu prüfen, welche Gerichte schilddrüsenfreundlich sein könnten. Bei Reisen kann das Mitnehmen von Snacks und kleinen Mahlzeiten, die den Ernährungsrichtlinien entsprechen, eine große Hilfe sein.

Kommunikation mit dem Personal

Scheuen Sie sich nicht, im Restaurant Fragen zu stellen. Die meisten Köche und Servicekräfte sind bereit, auf spezielle Ernährungsbedürfnisse einzugehen. Eine klare und freundliche Kommunikation über Ihre Bedürfnisse kann den Unterschied machen.

Flexibilität üben

Manchmal ist es nicht möglich, alles im Voraus zu planen, besonders, wenn man unterwegs ist. In solchen Fällen hilft es, flexibel zu sein und das Beste aus den verfügbaren Optionen zu machen. Ein Salat mit gegrilltem Hühnchen oder Fisch, eine Schüssel mit frischem Obst oder eine Handvoll Nüsse können oft eine nahrhafte und schilddrüsenfreundliche Option sein.

Genießen Sie die Erfahrung

Essen außer Haus oder auf Reisen muss nicht nur eine Frage der Ernährung sein. Es ist auch eine Gelegenheit, neue Kulturen, Geschmacksrichtungen und Erfahrungen zu entdecken. Selbst wenn die Optionen eingeschränkt sind, kann das Essen in einem neuen Kontext eine Freude sein. Der Schlüssel liegt darin, die Erfahrung mit Neugier und Offenheit zu betrachten, anstatt sich von den

Einschränkungen einschüchtern zu lassen.

Bleiben Sie Ihrem Weg treu, aber seien Sie nicht zu streng

Es ist menschlich, von den Ernährungsrichtlinien auch einmal abzuweichen. Wenn das passiert, seien Sie nicht zu hart zu sich selbst. Genießen Sie die Abweichung, wenn sie passiert, und kehren Sie dann zu Ihrem normalen Ernährungsplan zurück.

Reisen und Auswärtsessen mit einer Schilddrüsenunterfunktion erfordern vielleicht ein wenig mehr Aufmerksamkeit und Planung, aber sie müssen nicht einschränkend oder stressig sein. Mit den richtigen Strategien können Sie auch unterwegs eine nahrhafte und schilddrüsenfreundliche Ernährung genießen und gleichzeitig die Freude am Essen und Entdecken neuer Orte bewahren.

Bewegung und Aktivität

DIE BEDEUTUNG VON BEWEGUNG FÜR IHRE SCHILDDRÜSENUNTERFUNKTION

Bewegung ist weit mehr als nur ein Mittel zur Gewichtskontrolle oder Körperertüchtigung. Sie spielt eine zentrale Rolle in der Gesundheit und im Wohlbefinden, insbesondere für Menschen mit Schilddrüsenunterfunktion. Die richtige Art und Menge an körperlicher Aktivität kann Symptome lindern, den Stoffwechsel ankurbeln und die Lebensqualität steigern.

Der Einfluss von körperlicher Aktivität auf Ihren Stoffwechsel und Hormonhaushalt

Die Schilddrüse reguliert den Stoffwechsel und der Stoffwechsel wiederum beeinflusst, wie der Körper Energie verbraucht und speichert. Bei Schilddrüsenunterfunktion kann der Stoffwechsel verlangsamt sein, was zu Symptomen wie Müdigkeit, Gewichtszunahme und Kälteempfindlichkeit führen kann. Hier kommt die körperliche Aktivität ins Spiel:

Stoffwechselanregung

Regelmäßige Bewegung kann den Stoffwechsel ankurbeln, indem sie die Durchblutung fördert und die Muskeln aktiviert. Dies hilft dem Körper, effizienter zu arbeiten und mehr Kalorien zu verbrennen, selbst in Ruhe.

Hormonelles Gleichgewicht

Bewegung beeinflusst auch den Hormonhaushalt. Sie kann die Insulinsensitivität verbessern, was hilft, den Blutzuckerspiegel zu regulieren. Außerdem fördert sie die Freisetzung von Endorphinen, den sogenannten „Glückshormonen", die das Wohlbefinden steigern.

Unterstützung der Schilddrüsenfunktion

Einige Studien deuten darauf hin, dass Bewegung auch direkt die Schilddrüsenfunktion unterstützen kann. Durch die Steigerung der Durchblutung und die Anregung des Stoffwechsels kann Bewegung dazu beitragen, dass die Schilddrüse effizienter arbeitet.

Individuelle Anpassung

Nicht jede Art von Bewegung ist für jeden gleich geeignet. Die Intensität und Art der Übung sollte an die individuellen Bedürfnisse und Symptome angepasst werden. Für einige mag ein sanfter Spaziergang ausreichend sein, während andere von intensiveren Workouts profitieren könnten. Die Zusammenarbeit mit einem Fachmann, wie einem Physiotherapeuten oder einem Personal Trainer, der Erfahrung mit Schilddrüsenerkrankungen hat, kann hilfreich sein, um einen personalisierten Plan zu erstellen.

Körperliche Aktivität stellt zwar kein Allheilmittel dar, aber sie dient als mächtiges Werkzeug für jeden, der die Schilddrüsengesundheit verbessern möchte. Durch die Integration von Bewegung in den Alltag können nicht nur die Symptome der Schilddrüsenunterfunktion gelindert, sondern auch die allgemeine Gesundheit und das Wohlbefinden gefördert werden.

Bewegung als Stressregulator: Wie Sport Ihre Stressreaktionen positiv beeinflussen kann

Bewegung als Stressregulator nimmt eine Schlüsselrolle in der Gesundheitsförderung ein, insbesondere, wenn es um die Schilddrüsenunterfunktion geht. Stress ist bekanntlich ein Faktor, der Schilddrüsenprobleme verschlimmern kann, und hier kommt Sport ins Spiel, um dem entgegenzuwirken.

Sport und körperliche Aktivität setzen Endorphine frei, die als „Glückshormone" bekannt sind. Diese Endorphine wirken wie natürliche Schmerzmittel und Stimmungsaufheller, die helfen, Stress abzubauen und das allgemeine Wohlbefinden zu steigern. Ob es sich um einen schnellen Spaziergang, Yoga, Schwimmen oder ein intensives Training im Fitnessstudio handelt, die Bewegung hilft, den Geist zu klären und die Spannungen des Tages abzubauen.

Darüber hinaus kann regelmäßige körperliche Betätigung die Stressresistenz erhöhen. Mit der Zeit lernt der Körper, effizienter auf Stress zu reagieren, was wiederum die negativen Auswirkungen von Stress auf die Schilddrüse minimieren kann.

Die Art der Bewegung spielt ebenfalls eine Rolle. Während hochintensive Workouts für einige belebend sein können, bevorzugen andere möglicherweise sanftere Formen der Bewegung, z. B. Pilates oder Tai-Chi. Finden Sie eine Form der Bewegung, die Ihnen Freude bereitet und in den Alltag integriert werden kann. Denn nur dann wird sie zu einem nachhaltigen Teil des Lebensstils und kann ihre volle Wirkung als Stressregulator entfalten.

Bewegung fördert also nicht nur die körperliche Gesundheit, sondern stellt auch ein effektives Mittel zur Stressbewältigung dar. Durch die positive Beeinflussung der Stressreaktionen trägt Sport dazu bei, die Schilddrüsenfunktion zu unterstützen und die Lebensqualität insgesamt zu verbessern. Es ist ein zugänglicher und vielseitiger Weg, der jedem offensteht, der seine Schilddrüsengesundheit auf natürliche Weise fördern möchte.

Die Rolle von Bewegung für Ihre allgemeine Gesundheit und Lebensqualität

Die Rolle von Bewegung für die allgemeine Gesundheit und Lebensqualität geht weit über die Unterstützung der Schilddrüsenfunktion hinaus. Bewegung ist ein fundamentaler Baustein eines gesunden Lebensstils, der zahlreiche Aspekte des Wohlbefindens beeinflusst.

Herz-Kreislauf-Gesundheit: Regelmäßige körperliche Aktivität stärkt das Herz, verbessert die Durchblutung und hilft, den Blutdruck zu regulieren. Dies trägt zur Vorbeugung von Herz-Kreislauf-Erkrankungen bei, die zu den Haupttodesursachen weltweit zählen:

- Gewichtsmanagement
- Knochengesundheit
- Psychisches Wohlbefinden
- Verbesserung der Schlafqualität
- Steigerung der Lebensqualität
- Prävention von chronischen Erkrankungen

Die Integration von Bewegung in den Alltag muss nicht kompliziert sein. Es geht nicht darum, Marathonläufer zu werden oder stundenlang im Fitnessstudio zu trainieren. Selbst einfache Aktivitäten wie Spazierengehen, Tanzen oder Gartenarbeit können einen signifikanten Unterschied machen.

Letztendlich ist Bewegung eine Investition in die eigene Gesundheit und Lebensqualität. Sie bietet eine Fülle von Vorteilen, die weit über die Schilddrüsengesundheit hinausgehen, und ist ein wesentlicher Bestandteil eines ganzheitlichen Ansatzes zur Förderung des Wohlbefindens. Es ist eine Einladung, aktiv am eigenen Leben teilzunehmen, die Gesundheit in die eigenen Hände zu nehmen und jeden Tag in vollen Zügen zu genießen.

AKTIVITÄTEN UND SPORTARTEN FÜR IHR WOHLBEFINDEN

Die Wahl der richtigen Aktivitäten und Sportarten kann einen erheblichen Einfluss auf das Wohlbefinden und die Schilddrüsengesundheit haben. Dabei geht es nicht nur darum, Kalorien zu verbrennen, sondern auch darum, ein Gleichgewicht zwischen Ausdauer, Kraft, Flexibilität und Entspannung zu finden. Hier sind einige Möglichkeiten, wie Sie diese Elemente in Ihr Fitnessprogramm integrieren können:

Ausdauertraining: Walking, Laufen, Radfahren und Schwimmen als Herz-Kreislauf-Training

Ausdauertraining ist ein Eckpfeiler eines gesunden Lebensstils und bietet zahlreiche Vorteile für Herz, Lunge und Stoffwechsel. Es hilft, die Herzfrequenz zu erhöhen, die Durchblutung zu fördern und die Ausdauer zu steigern.

Walking

Ein einfacher Spaziergang ist oft der erste Schritt in die Welt des Ausdauertrainings und kann für Menschen aller Fitnessstufen zugänglich sein. Walking ist besonders gelenkschonend, da es weniger Aufprall auf die Knie und Hüften ausübt als intensivere Aktivitäten wie Laufen. Es kann überall durchgeführt werden, ob auf einem Gehweg, einem Wanderweg oder sogar in einem Einkaufszentrum. Darüber hinaus fördert Walking die Durchblutung, unterstützt die Herzgesundheit und bietet die Möglichkeit, frische Luft zu genießen und Stress abzubauen. Es kann leicht in den Alltag integriert werden, sei es durch einen Spaziergang in der Mittagspause oder durch das Parken in größerer Entfernung vom Zielort.

Laufen

Für diejenigen, die mehr Intensität und Herausforderung suchen, bietet das Laufen eine hervorragende Möglichkeit, die Herz-Kreislauf-Gesundheit zu steigern. Laufen erhöht die Herzfrequenz schneller als Walking und kann helfen, die Ausdauer effektiver zu verbessern. Es fördert auch die Knochengesundheit und hilft, Kalorien zu verbrennen, was zur Gewichtsabnahme beitragen kann. Laufen erfordert jedoch eine sorgfältige Aufmerksamkeit für die Technik und möglicherweise eine angemessene Schuhwahl, um Verletzungen zu vermeiden.

Radfahren

Radfahren ist eine weitere gelenkschonende Option, die sich gut für Menschen eignet, die ein intensiveres Training suchen, ohne die Gelenke zu belasten. Es bietet ein hervorragendes Training für die Beine und den Unterkörper und kann sowohl drinnen als auch draußen durchgeführt werden. Radfahren fördert auch die Balance und Koordination und kann eine angenehme Möglichkeit sein, die Umgebung zu erkunden. Es eignet sich für alle Altersgruppen und kann so intensiv oder entspannt gestaltet werden, wie es den individuellen Bedürfnissen entspricht.

Schwimmen

Schwimmen ist eine ganzheitliche Übung, die den ganzen Körper trainiert und gleichzeitig das Herz stärkt. Es ist besonders gut für Menschen geeignet, die nach einer gelenkschonenden Aktivität suchen, da das Wasser den Körper stützt und den Aufprall auf die Gelenke minimiert. Schwimmen fördert die Flexibilität, da es die Muskeln in einer Vielzahl von Bewegungen dehnt, und es kann auch die Lungenkapazität verbessern. Die beruhigende Wirkung des Wassers kann zudem entspannend sein, was es zu einer ausgezeichneten Wahl für diejenigen macht, die Stress abbauen möchten. Schwimmen kann in verschiedenen Stilen und Intensitäten durchgeführt werden, von gemütlichem Brustschwimmen bis hin zu intensivem Kraulschwimmen, sodass es für eine breite Palette von Fitnessstufen geeignet ist.

Krafttraining: Muskelaufbau und seine Bedeutung für Ihren Stoffwechsel

Muskeln sind die „Motoren" des Körpers, die Energie verbrennen und den Stoffwechsel ankurbeln. Krafttraining ist daher unerlässlich, um den Stoffwechsel zu steigern und die Körperzusammensetzung zu verbessern.

Gewichtheben

Gewichtheben, ob mit freien Gewichten wie Hanteln und Langhanteln oder an Maschinen in einem Fitnessstudio, ist eine leistungsstarke Methode, um die Muskelmasse zu erhöhen und den Stoffwechsel zu steigern. Durch das Heben von Gewichten werden die Muskeln herausgefordert, was zu Wachstum und Stärkung führt. Dies wiederum kann den Grundumsatz erhöhen, da Muskeln mehr Kalorien verbrennen als Fett, selbst in Ruhe. Gewichtheben fördert auch die Knochengesundheit, indem es die Knochendichte erhöht, und es kann die Haltung und die allgemeine Körpermechanik verbessern.

Körpergewichtsübungen

Körpergewichtsübungen wie Liegestütze, Kniebeugen und Planks sind effektive Möglichkeiten, Kraft aufzubauen, ohne spezielle Ausrüstung oder ein Fitnessstudio zu benötigen. Diese Übungen nutzen das eigene Körpergewicht als Widerstand und können in der Intensität variiert werden, um den individuellen Bedürfnissen gerecht zu werden. Liegestütze zum Beispiel trainieren die Brust-, Schulter- und Trizepsmuskulatur, während Kniebeugen die Beine und den Unterkörper stärken. Planks sind hervorragend für die Stärkung der Kernmuskulatur geeignet. Körpergewichtsübungen fördern auch die Flexibilität und Koordination und können leicht in einen hektischen Alltag integriert werden. Sie sind besonders nützlich für Menschen, die zu Hause trainieren möchten oder die Flexibilität in ihrem Trainingsprogramm suchen.

Flexibilität und Balance: Yoga, Pilates und Stretching für Geschmeidigkeit und Entspannung

Flexibilität und Balance sind oft vernachlässigte Aspekte der Fitness, aber sie sind entscheidend für die Verletzungsprävention und die Gesundheit im Allgemeinen.

Yoga

Yoga ist eine ganzheitliche Praxis, die körperliche Haltungen (Asanas) mit Atemübungen (Pranayama) und Meditation kombiniert, um Flexibilität, Stärke und Entspannung zu fördern. Die Asanas reichen von sanften bis hin zu herausfordernden Haltungen, die den ganzen Körper trainieren und dehnen. Die Verbindung von Bewegung und Atmung im Yoga fördert nicht nur die körperliche Gesundheit, sondern auch das geistige Wohlbefinden. Es kann helfen, Stress abzubauen, die Konzentration zu steigern und ein Gefühl der inneren Ruhe zu schaffen. Yoga ist für Menschen aller Fitnessstufen zugänglich und bietet verschiedene Stile, von beruhigendem Yin-Yoga bis hin zu energetischem Vinyasa-Yoga, sodass jeder die für sich passende Praxis finden kann.

Pilates

Pilates ist eine Trainingsmethode, die sich auf die Kernstärke, Flexibilität und das Gleichgewicht konzentriert. Durch gezielte Übungen werden die tiefliegenden Muskeln des Bauchraums, des Rückens und des Beckenbodens gestärkt. Dies kann helfen, die Haltung zu verbessern, die Körperkontrolle zu erhöhen und Rückenschmerzen zu reduzieren. Pilates-Übungen werden oft mit speziellen Geräten wie dem Reformer durchgeführt, können aber auch auf einer Matte mit dem eigenen Körpergewicht praktiziert werden. Die kontrollierten und präzisen Bewegungen von Pilates machen es zu einer hervorragenden Option für Menschen, die eine sanfte, aber effektive Methode zur Stärkung und Straffung suchen.

Stretching

Regelmäßiges Dehnen oder Stretching ist ein wesentlicher Bestandteil eines ausgewogenen Fitnessprogramms. Es hält die Muskeln geschmeidig, fördert die Beweglichkeit und kann das Verletzungsrisiko reduzieren. Stretching nach dem Training hilft, Verspannungen zu lösen und die Durchblutung zu fördern, was die Erholung beschleunigen kann. Es gibt verschiedene Dehnungstechniken, einschließlich statischer Dehnung, bei der eine Position für eine bestimmte Zeit gehalten wird, und dynamischer Dehnung, bei der sanfte, kontrollierte Bewegungen verwendet werden. Stretching kann auch als eigenständige Praxis durchgeführt werden, um die Flexibilität zu erhöhen und einen Moment der Entspannung im hektischen Alltag zu schaffen. Es ist eine einfache, aber wirkungsvolle Methode, die körperliche und geistige Gesundheit zu unterstützen.

Die Kombination dieser Elemente in einem ausgewogenen Fitnessprogramm kann dazu beitragen, die Schilddrüsenfunktion zu unterstützen und Ihre Gesundheit zu verbessern. Es geht darum, Aktivitäten zu finden, die Freude bereiten und zur Lebensweise passen, um langfristige Gesundheit und Zufriedenheit zu fördern.

SONNENLICHT UND VITAMIN D

Die Verbindung zwischen Sonnenlicht, Vitamin D und Ihrer Schilddrüsenfunktion

Sonnenlicht ist für die menschliche Gesundheit sehr wichtig, insbesondere im Hinblick auf die Produktion von Vitamin D. Dieses Vitamin, oft als „Sonnenscheinvitamin" bezeichnet, wird in der Haut durch die UVB-Strahlung der Sonne gebildet. Es ist nicht nur für die Gesundheit der Knochen unerlässlich, sondern steht auch in direktem Zusammenhang mit der Funktion der Schilddrüse.

Vitamin D unterstützt die Regulierung des Immunsystems und kann bei Autoimmunerkrankungen der Schilddrüse, wie Hashimoto-Thyreoiditis, von Bedeutung sein. Ein Mangel an diesem Vitamin wurde mit einer erhöhten Anfälligkeit für Schilddrüsenerkrankungen assoziiert. Daher sollte die Bedeutung einer ausreichenden Versorgung mit Vitamin D zur Unterstützung der Schilddrüsengesundheit nicht unterschätzt werden.

Sicherer Umgang mit Sonnenlicht: Sonnencreme, Schutzkleidung und Sonnenexposition

Die Sonne ist eine Quelle für Vitamin D, aber ein verantwortungsbewusster Umgang mit der Sonnenexposition ist entscheidend. Zu viel Sonnenlicht kann das Risiko für Hautkrebs und andere Hautprobleme erhöhen, besonders, wenn die Haut nicht geschützt ist. Hier sind einige detaillierte Tipps für einen sicheren Umgang mit Sonnenlicht:

Sonnencreme

Eine Sonnencreme mit einem hohen Lichtschutzfaktor (LSF) schützt die Haut vor schädlichen UV-Strahlen. Sie sollte regelmäßig aufgetragen werden, besonders nach dem Schwimmen oder Schwitzen.

Schutzkleidung

Hüte, Sonnenbrillen und Kleidung, die die Haut bedeckt, bieten zusätzlichen Schutz. Spezielle UV-Schutzkleidung kann besonders nützlich sein.

Sonnenexposition

Die Sonne in den Morgen- oder Abendstunden zu genießen, wenn die UV-Strahlung weniger intensiv ist, kann das Risiko minimieren. Ein kurzer Aufenthalt in der Sonne von etwa 10 bis 15 Minuten kann ausreichen, um Vitamin D zu produzieren, ohne die Haut zu schädigen.

Weitere Quellen für Vitamin D: Ernährung und Nahrungsergänzungsmittel

Neben der Sonnenexposition gibt es auch andere Möglichkeiten, Vitamin D zu erhalten. In der Ernährung finden sich Vitamin-D-reiche Lebensmittel wie fetter Fisch (Lachs, Makrele), Eigelb und angereicherte Lebensmittel wie Milch und Orangensaft.

Für Menschen, die Schwierigkeiten haben, genügend Vitamin D durch Sonnenlicht oder Ernährung zu erhalten, können Nahrungsergänzungsmittel eine sinnvolle Option sein. Es ist jedoch ratsam, vor der Einnahme von Nahrungsergänzungsmitteln einen Arzt oder Ernährungsberater zu konsultieren. Die richtige Dosierung und Form von Vitamin D muss individuell bestimmt werden, um den persönlichen Bedürfnissen und der aktuellen Gesundheitssituation gerecht zu werden.

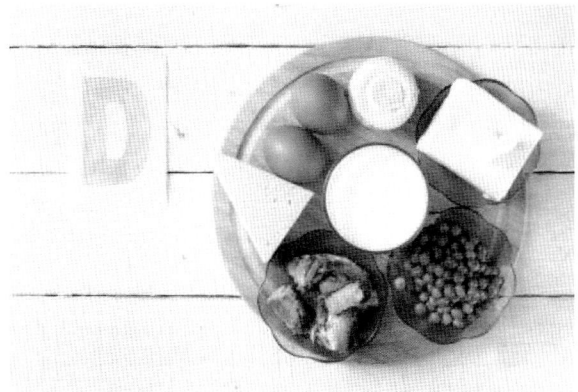

Die Verbindung zwischen Sonnenlicht, Vitamin D und der Schilddrüsenfunktion ist ein komplexes Zusammenspiel, das die Bedeutung eines ganzheitlichen Ansatzes zur Unterstützung der Schilddrüsengesundheit unterstreicht. Durch eine ausgewogene Kombination von Sonnenexposition, Ernährung und gegebenenfalls Nahrungsergänzungsmitteln kann die Versorgung mit Vitamin D optimiert werden. Dies trägt dazu bei, die Schilddrüsenfunktion zu unterstützen und etwaige Symptome zu lindern.

BEWEGUNG UND ALLTAG: MEHR AKTIVITÄT IN IHREN TAGESABLAUF INTEGRIEREN

In der heutigen Zeit, in der viele Menschen sitzenden Tätigkeiten nachgehen, kann es eine Herausforderung sein, ausreichend Bewegung in den Alltag zu integrieren. Doch Bewegung ist nicht nur für die Schilddrüsengesundheit, sondern auch für das allgemeine Wohlbefinden unerlässlich. Hier sind einige praktische Strategien, um mehr Aktivität in Ihren Tagesablauf zu bringen.

Aktive Pausen: Wie Sie Ihre Arbeit und sitzende Tätigkeiten unterbrechen

Langes Sitzen kann sich negativ auf die Gesundheit auswirken. Aktive Pausen sind eine hervorragende Möglichkeit, den Körper in Schwung zu bringen und die Konzentration zu steigern. Hier sind einige Ideen:

Kurze Spaziergänge

Ein kurzer Spaziergang um das Büro oder den Block kann Wunder wirken. Es fördert die Durchblutung und hilft, den Geist zu klären.

Dehnübungen

Einfache Dehnübungen am Arbeitsplatz können Verspannungen lösen und die Flexibilität fördern.

Treppensteigen

Wenn möglich, nehmen Sie die Treppe statt des Aufzugs. Es ist eine einfache Möglichkeit, das Herz-Kreislauf-System zu aktivieren.

Bewegung im Haushalt: Alltägliche Aufgaben nutzen, um aktiv zu bleiben

Der Haushalt bietet zahlreiche Gelegenheiten, aktiv zu sein. Hier sind einige Beispiele:

Gartenarbeit

Unkraut jäten, Pflanzen gießen und andere Gartenarbeiten sind großartige Möglichkeiten, sich zu bewegen.

Putzen

Staubsaugen, Wischen und andere Reinigungsarbeiten können als Mini-Workouts betrachtet werden.

Spielen mit Haustieren

Wenn Sie Haustiere haben, nutzen Sie die Spielzeit, um sich gemeinsam zu bewegen.

Gemeinsame Aktivitäten mit Familie und Freunden: Spaß und Bewegung kombinieren

Bewegung muss nicht einsam sein. Gemeinsame Aktivitäten mit Familie und Freunden können Spaß machen und motivierend sein:

Gemeinsames Wandern oder Radfahren

Planen Sie am Wochenende eine Wanderung oder Radtour mit Freunden oder der Familie.

Tanzabende

Tanzen ist eine fröhliche Art, sich zu bewegen. Warum nicht einen Tanzabend mit Freunden veranstalten?

Sportliche Hobbys

Ob Tennis, Bowling oder eine andere Sportart – gemeinsame Hobbys fördern die soziale Interaktion und die Bewegung.

Die Integration von Bewegung in den Alltag erfordert vielleicht ein wenig Kreativität und Planung, aber die Vorteile für die Gesundheit und das Wohlbefinden sind enorm. Es geht nicht nur darum, ins Fitnessstudio zu gehen oder strenge Übungsprogramme zu befolgen. Die kleinen, alltäglichen Aktivitäten, die Freude bereiten und in den Lebensstil passen, können einen signifikanten Unterschied machen. Sie unterstützen nicht nur die Schilddrüsenfunktion, sondern tragen auch zu einer besseren Lebensqualität bei.

BEWEGUNG UND REGENERATION: DIE BALANCE FINDEN

Bewegung und sportliche Aktivität sind zweifellos Aspekte eines gesunden Lebensstils, aber ebenso entscheidend ist die Fähigkeit, die Balance zwischen Aktivität und Regeneration zu finden. Diese Balance ist nicht nur für die körperliche Gesundheit, sondern auch für das emotionale Wohlbefinden von Bedeutung.

Pausen und Erholung nach sportlicher Aktivität: Die Bedeutung von Regeneration

Die Regeneration nach sportlicher Aktivität ist ein oft übersehener Aspekt eines erfolgreichen Fitnessprogramms. Es ist nicht nur die Zeit, in der der Körper sich von der Anstrengung erholt, sondern auch die Phase, in der das eigentliche Wachstum und die Stärkung stattfinden.

Nach einem intensiven Training oder einer langen sportlichen Aktivität, sei es ein Marathonlauf oder ein intensives Krafttraining, sind die Muskelfasern erschöpft und benötigen Zeit, um sich zu reparieren und zu wachsen. Dieser Prozess ist nicht passiv; er erfordert eine bewusste Anstrengung, um die Bedingungen für die optimale Erholung zu schaffen.

Ausreichend Schlaf

Der Schlaf ist die primäre Regenerationszeit für den Körper. Während des Schlafes werden Wachstumshormone freigesetzt, die die Reparatur und das Wachstum der Muskeln fördern. Ein ausreichender und qualitativ hochwertiger Schlaf ist daher unerlässlich, um die Vorteile des Trainings voll auszuschöpfen.

Bewusste Pausen und Entspannungstechniken

Meditation, sanftes Stretching, tiefe Atmung oder sogar ein entspannendes Bad mit ätherischen Ölen können den Körper beruhigen und den Geist klären. Diese Praktiken fördern nicht nur die körperliche Erholung, sondern auch das mentale Wohlbefinden, das für die Motivation und die langfristige Begeisterung für die Fitness entscheidend ist.

Ernährung und Hydration

Eine ausgewogene Mahlzeit, die reich an Proteinen, Kohlenhydraten, Fetten und Mikronährstoffen ist, liefert die Bausteine, die der Körper benötigt, um sich zu erholen. Hydration ist ebenso von Bedeutung, da ein gut hydratisierter Körper die Nährstoffe effizienter transportiert und die allgemeine Funktion des Körpers unterstützt.

Aktive Erholung

Manchmal kann auch eine aktive Erholung, wie ein leichtes Radfahren oder ein langsamer Spaziergang, die Durchblutung fördern und dabei helfen, die Steifheit und das Unbehagen nach einem intensiven Training zu lindern.

Somit ist die Regeneration nicht nur eine Pause vom Training, sondern eine aktive und bewusste Phase, die den gleichen Stellenwert einnimmt wie das Training selbst. Es ist die Zeit, in der der Körper sich selbst stärkt, wächst und auf das nächste Level der Fitness vorbereitet. Die Integration dieser Aspekte in einen Trainingsplan kann den Unterschied machen zwischen einem stetigen Fortschritt und einem Plateau oder sogar einer Verletzung. Es ist eine Investition in die eigene Gesundheit und ein Zeichen von Respekt und Fürsorge für den eigenen Körper.

Hören Sie auf Ihren Körper: Wie Sie Überlastung und Erschöpfung vermeiden

Körperliche Selbstwahrnehmung ist eine Kunst, die oft vernachlässigt wird, besonders, wenn man von einem neuen Fitnessziel begeistert ist oder versucht, eine persönliche Bestleistung zu erreichen. Die Fähigkeit, die subtilen Signale des Körpers zu erkennen und darauf zu reagieren, ist jedoch entscheidend, um Überlastung und Erschöpfung zu vermeiden.

Anzeichen von Überlastung

Überlastung und Erschöpfung können die Fortschritte verlangsamen und das Verletzungsrisiko erhöhen. Zu den Anzeichen gehören nicht nur offensichtliche Symptome wie Schmerzen oder Muskelkater, sondern auch subtilere Hinweise wie anhaltende Müdigkeit, Reizbarkeit, Schlafstörungen oder sogar eine Abnahme der sportlichen Leistung.

Die Bedeutung von Ruhetagen

Ruhetage sind ein integraler Bestandteil eines jeden Trainingsplans. Sie sind keine Schwäche, sondern ermöglichen dem Körper, sich zu erholen, die Muskeln zu reparieren und die Energiespeicher wieder aufzufüllen. Ein gut geplanter Ruhetag kann die Leistung steigern und das Verletzungsrisiko verringern.

Selbstbewusstsein und Selbstfürsorge

Das Erkennen und Respektieren der eigenen Grenzen erfordert ein gewisses Maß an Selbstbewusstsein und Selbstfürsorge. Es bedeutet, sich nicht ständig zu überfordern und sich selbst die Erlaubnis zu geben, langsamer zu machen oder sogar eine Pause einzulegen, wenn es nötig ist.

Praktische Strategien

Einige hilfreiche Ansätze könnten das Führen eines Trainingsprotokolls sein, in dem man nicht nur die Trainingseinheiten, sondern auch die körperlichen Empfindungen, den Schlaf und die Ernährung festhält. Die Verwendung von Technologie wie Herzfrequenzmonitoren oder Fitness-Apps kann ebenfalls nützlich sein, um objektive Daten zu sammeln und mögliche Überlastungssignale zu erkennen.

Die Sensibilität für die eigenen körperlichen Bedürfnisse ist eine Fähigkeit, die entwickelt und gepflegt werden muss. Sie ist ein Zeichen von Stärke, Weisheit und Respekt für den eigenen Körper. Diese Herangehensweise ermöglicht nicht nur, Überlastung und Erschöpfung zu vermeiden, sondern fördert auch eine nachhaltige und erfüllende Beziehung zur körperlichen Fitness. Sie ist ein Weg, die eigene Gesundheit und das Wohlbefinden in den Mittelpunkt zu stellen und ein erfüllteres und ausgewogeneres Leben zu führen.

Bewegung als Ausdruck von Selbstfürsorge und Selbstausdruck

Bewegung als Ausdruck von Selbstfürsorge und Selbstausdruck öffnet eine neue Dimension im Verständnis von körperlicher Aktivität. Es geht nicht mehr nur um Kalorienverbrennung oder Muskeldefinition, sondern um eine tiefere, persönlichere Verbindung mit dem eigenen Körper und Geist.

Selbstfürsorge durch Bewegung

Selbstfürsorge bedeutet, sich selbst mit Respekt und Fürsorge zu behandeln, und Bewegung kann ein kraftvolles Werkzeug dafür sein. Wenn Sie eine Aktivität wählen, die Ihnen Freude bereitet, wird die Bewegung zu einem erfüllenden Erlebnis. Es kann eine Zeit der Reflexion, der Entspannung oder sogar der Meditation sein. Ob es ein ruhiger Spaziergang in der Natur ist, eine energetische Tanzklasse oder eine herausfordernde Yoga-Session, die Bewegung wird zu einer Möglichkeit, sich selbst zu pflegen und zu ehren.

Selbstausdruck durch Bewegung

Jede Sportart oder Aktivität hat ihren eigenen Charakter und Stil und die Wahl einer, die Ihrer Persönlichkeit entspricht, ermöglicht Ihnen, Ihre Einzigartigkeit auszudrücken. Sind Sie ein Abenteurer? Vielleicht ist Klettern oder Mountainbiking das Richtige für Sie. Lieben Sie die Eleganz und Grazie? Ballett oder Eiskunstlauf könnten Ihre Leidenschaft wecken. Die Möglichkeiten sind endlos und die Freiheit, sich durch Bewegung auszudrücken, kann unglaublich befriedigend sein.

Die Verbindung von Selbstfürsorge und Selbstausdruck

Die Verbindung von Selbstfürsorge und Selbstausdruck in der Bewegung verwandelt die körperliche Aktivität von einer Pflicht in ein Privileg. Es wird zu einem integralen Bestandteil eines erfüllten und gesunden Lebens, nicht weil es „getan werden muss", sondern weil es gewählt und geliebt wird. Es wird zu einer Zeit, in der Sie sich selbst kennenlernen, Ihre Grenzen erkunden und Ihre Fähigkeiten feiern können.

REFLEXION

Das Verständnis für die Bedeutung von Bewegung, Aktivität und Sonnenlicht bei Schilddrüsenunterfunktion kann zu einem gesünderen und erfüllteren Leben beitragen. Es handelt sich nicht nur um körperliche Fitness, sondern um ein komplexes Zusammenspiel von Faktoren, die das allgemeine Wohlbefinden beeinflussen.

Die Bedeutung von Bewegung, Aktivität und Sonnenlicht für Ihre Schilddrüsenunterfunktion

Schilddrüsenunterfunktion ist eine Erkrankung, die sich durch eine unzureichende Produktion von Schilddrüsenhormonen auszeichnet. Diese Hormone sind für den Stoffwechsel, die Energieproduktion und viele andere Körperfunktionen von Bedeutung. Bewegung, Aktivität und Sonnenlicht können einen positiven Einfluss auf diese Prozesse haben.

Bewegung und Aktivität

Sie fördern den Stoffwechsel, helfen bei der Gewichtskontrolle und steigern das allgemeine Wohlbefinden. Sie können auch als Stressregulatoren dienen, indem sie helfen, das Stresshormon Cortisol im Gleichgewicht zu halten, was wiederum die Schilddrüsenfunktion unterstützt.

Sonnenlicht und Vitamin D

Die Exposition gegenüber Sonnenlicht hilft dem Körper, Vitamin D zu produzieren, ein Vitamin, das für die Knochengesundheit und die Immunfunktion von Bedeutung ist. Es gibt auch Hinweise darauf, dass Vitamin D die Schilddrüsenfunktion positiv beeinflussen kann.

Wie Sie Bewegung in Ihren Alltag integrieren und Ihre Gesundheit positiv beeinflussen können

Die Integration von Bewegung in den Alltag muss nicht kompliziert oder zeitaufwendig sein. Es kann so etwas Einfaches sein wie ein kurzer Spaziergang in der Mittagspause, das Treppensteigen statt des Aufzugs oder das Tanzen in der Küche, während das Abendessen kocht. Der Schlüssel ist, Aktivitäten zu finden, die Freude bereiten und in den täglichen Ablauf passen.

Das Gleichgewicht zwischen Aktivität und Regeneration: Ihr individueller Weg zu mehr Wohlbefinden

Das Finden des richtigen Gleichgewichts zwischen Aktivität und Regeneration ist entscheidend. Zu viel Bewegung ohne ausreichende Erholung kann zu Überlastung und Erschöpfung führen. Gleichzeitig kann zu wenig Aktivität zu Trägheit und einem Gefühl der Lethargie führen. Es geht darum, auf den eigenen Körper zu hören und einen individuellen Weg zu finden, der sowohl die Bedürfnisse nach Bewegung als auch nach Ruhe erfüllt.

Schilddrüsenunterfunktion in besonderen Lebensphasen

SCHWANGERSCHAFT UND FAMILIENPLANUNG

Die Planung einer Familie und die Schwangerschaft sind aufregende und bedeutungsvolle Lebensabschnitte. Für Frauen mit Schilddrüsenunterfunktion gibt es jedoch einige Überlegungen, die berücksichtigt werden müssen, um sicherzustellen, dass sowohl die Mutter als auch das Baby optimal versorgt sind. Die Schilddrüsenunterfunktion kann sowohl die Fruchtbarkeit als auch die Schwangerschaft beeinflussen und das Verständnis dieser Zusammenhänge ist entscheidend für eine gesunde Familienplanung.

Schilddrüsenunterfunktion und Schwangerschaft: Was Sie wissen müssen

Die Schilddrüsenunterfunktion ist eine Erkrankung, bei der die Schilddrüse nicht genügend Hormone produziert, die für den normalen Stoffwechsel und die Energieproduktion notwendig sind. Während der Schwangerschaft kann diese Erkrankung sowohl die Mutter als auch das ungeborene Kind beeinflussen.

Auswirkungen auf die Mutter

Die Schilddrüsenunterfunktion kann während der Schwangerschaft Symptome wie Müdigkeit, Gewichtszunahme und Stimmungsschwankungen verstärken. Unbehandelt kann sie auch zu ernsteren Problemen wie Bluthochdruck und Präeklampsie führen. Präeklampsie ist eine schwangerschaftsbedingte Erkrankung, die normalerweise nach der 20. Schwangerschaftswoche auftritt. Sie ist gekennzeichnet durch einen plötzlichen Anstieg des Blutdrucks und das Vorhandensein von Protein im Urin. Wenn sie nicht rechtzeitig behandelt wird, kann Präeklampsie zu ernsthaften Komplikationen für Mutter und Kind führen, einschließlich Organversagen und Frühgeburt.

Auswirkungen auf das Baby

Schilddrüsenhormone sind wichtig für die Entwicklung des Babys, insbesondere des Gehirns und des Nervensystems. Eine unzureichende Versorgung mit Schilddrüsenhormonen kann zu Entwicklungsverzögerungen führen.

Diagnose und Behandlung

Die Diagnose einer Schilddrüsenunterfunktion während der Schwangerschaft erfordert besondere Aufmerksamkeit, da einige der Symptome mit normalen Schwangerschaftsbeschwerden verwechselt werden können. Die Behandlung mit Schilddrüsenhormonen ist in der Regel sicher und notwendig, um die Gesundheit von Mutter und Kind zu gewährleisten.

Monitoring

Regelmäßige Kontrollen der Schilddrüsenfunktion sind während der Schwangerschaft entscheidend, um sicherzustellen, dass die Hormonspiegel im optimalen Bereich liegen. Dies kann Anpassungen der Medikation erfordern, da der Bedarf an Schilddrüsenhormonen während der Schwangerschaft steigen kann.

Geburt und Nachsorge

Die Schilddrüsenunterfunktion kann auch die Geburt und die Zeit danach beeinflussen. Eine sorgfältige Überwachung und Anpassung der Therapie kann helfen, Komplikationen zu vermeiden und die Erholung zu unterstützen.

Schilddrüsenunterfunktion und Schwangerschaft sind eine komplexe Kombination, die eine sorgfältige Betreuung und Überwachung erfordert. Die gute Nachricht ist, dass mit der richtigen Behandlung und Betreuung eine gesunde Schwangerschaft und ein gesundes Baby möglich sind. Es erfordert proaktives Management und eine enge Zusammenarbeit mit Gesundheitsdienstleistern, die Erfahrung in der Betreuung von Frauen mit Schilddrüsenunterfunktion während der Schwangerschaft haben.

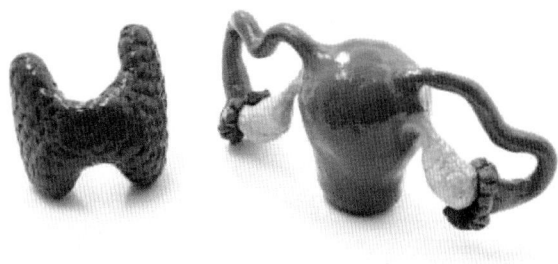

Optimale Versorgung für Sie und Ihr Baby: Die richtige Therapie

Die richtige Therapie für eine Schilddrüsenunterfunktion während der Schwangerschaft ist entscheidend, um das Wohl von Mutter und Kind sicherzustellen. Hier sind einige Schlüsselaspekte, die Sie beachten sollten:

Individuelle Anpassung

Die Therapie muss individuell auf die Bedürfnisse der Mutter zugeschnitten sein. Dies bedeutet, dass die Dosierung der Schilddrüsenhormone regelmäßig überprüft und angepasst werden muss, um den sich verändernden Bedürfnissen während der Schwangerschaft gerecht zu werden.

Regelmäßige Überwachung

Die Schilddrüsenfunktion sollte regelmäßig überwacht werden, um sicherzustellen, dass die Hormonspiegel im optimalen Bereich liegen. Dies kann Bluttests und andere Untersuchungen umfassen, um die Gesundheit von Mutter und Baby zu überwachen.

Ernährung und Lebensstil

Neben der medikamentösen Behandlung tragen Ernährung und Lebensstil maßgeblich zur Therapie bei. Eine ausgewogene Ernährung, die reich an Nährstoffen ist, die die Schilddrüsenfunktion unterstützen, kann hilfreich sein. Ebenso kann die Einbeziehung von Bewegung und Stressmanagement-Techniken das allgemeine Wohlbefinden fördern.

Kommunikation mit dem Gesundheitsteam

Eine offene und ehrliche Kommunikation mit dem Gesundheitsteam ist entscheidend. Fragen und Bedenken sollten offen angesprochen werden und es sollte ein klarer Behandlungsplan vorhanden sein, der alle Aspekte der Versorgung abdeckt.

Nach der Geburt

Die Therapie endet nicht mit der Geburt des Babys. Die Schilddrüsenfunktion muss weiterhin überwacht werden und es kann notwendig sein, die Medikation anzupassen, um den veränderten Bedürfnissen nach der Geburt Rechnung zu tragen.

Stillen

Wenn Sie stillen möchten, sollten Sie dies mit Ihrem Arzt besprechen, da die Schilddrüsenmedikation die Milchproduktion beeinflussen kann. In den meisten Fällen ist das Stillen mit einer Schilddrüsenunterfunktion sicher, aber es kann Anpassungen in der Therapie erfordern.

Die optimale Versorgung von Mutter und Baby während der Schwangerschaft mit Schilddrüsenunterfunktion ist ein komplexer Prozess. Mit der richtigen Therapie und Unterstützung ist es jedoch möglich, eine gesunde Schwangerschaft zu erleben und ein gesundes Baby zur Welt zu bringen. Es ist ein Weg, der Engagement und Aufmerksamkeit erfordert, aber die Belohnungen sind immens. Es ist eine Investition in die Gesundheit und das Wohl von Ihnen und Ihrem Kind, die sich langfristig auszahlen wird.

Familienplanung und Schilddrüsenunterfunktion: Was Sie beachten sollten

Familienplanung ist ein aufregendes und bedeutungsvolles Unterfangen, das jedoch bei Vorliegen einer Schilddrüsenunterfunktion besondere Überlegungen erfordert.

Zunächst ist es entscheidend, die Schilddrüsenfunktion gut einzustellen, bevor Sie versuchen, schwanger zu werden. Dies bedeutet, dass der Hormonspiegel im optimalen Bereich liegen sollte, um die Chancen einer erfolgreichen Empfängnis zu erhöhen und das Risiko von Komplikationen während der Schwangerschaft zu minimieren. Die Zusammenarbeit mit einem Facharzt, der Erfahrung in der Behandlung von Schilddrüsenerkrankungen hat, kann hierbei von unschätzbarem Wert sein.

Eine ausgewogene Ernährung, die reich an Nährstoffen ist, die die Schilddrüsenfunktion unterstützen, kann die allgemeine Gesundheit und das Wohlbefinden fördern. Dies schließt auch die Überlegung ein, ob Nahrungsergänzungsmittel wie Folsäure sinnvoll sein könnten, um den Körper auf die Schwangerschaft vorzubereiten.

Die Kommunikation mit dem Partner über die Schilddrüsenunterfunktion und ihre möglichen Auswirkungen auf die Familienplanung kann ebenfalls eine Rolle spielen. Es kann hilfreich sein, offen über Bedenken, Erwartungen und Wünsche zu sprechen, um sicherzustellen, dass beide Partner auf dem gleichen Stand sind und sich gegenseitig unterstützen können.

Darüber hinaus ist es ratsam, einen realistischen und flexiblen Zeitplan für die Familienplanung zu haben. Die Schilddrüsenunterfunktion kann den Prozess verlangsamen und es kann länger dauern, schwanger zu werden, als ursprünglich erwartet. Geduld und Verständnis für den eigenen Körper können den Prozess weniger stressig machen. Schließlich sollte die Selbstpflege nicht vernachlässigt werden, ebenso wie die Beachtung der eigenen Bedürfnisse. Dies kann bedeuten, Stressmanagement-Techniken zu praktizieren, genügend Ruhe zu bekommen und sich Zeit für Aktivitäten zu nehmen, die Freude bereiten.

Die Familienplanung mit Schilddrüsenunterfunktion ist ein Weg, der besondere Aufmerksamkeit und Fürsorge erfordert. Mit der richtigen Vorbereitung, Unterstützung und einem klaren Verständnis der eigenen Bedürfnisse ist es jedoch möglich, diesen aufregenden Lebensabschnitt mit Zuversicht und Freude zu erleben. Es ist eine Reise, die nicht nur die Gründung einer Familie zum Ziel hat, sondern auch die Möglichkeit bietet, sich selbst besser kennenzulernen und eine tiefere Verbindung zum eigenen Körper herzustellen.

KINDER UND JUGENDLICHE MIT SCHILDDRÜSENUNTERFUNKTION

Die Schilddrüse im Wachstum: Besonderheiten bei Kindern und Jugendlichen

Die Schilddrüsenunterfunktion bei Kindern und Jugendlichen ist ein sensibles und komplexes Thema, das eine differenzierte Herangehensweise erfordert. Die Schilddrüse, dieses kleine, schmetterlingsförmige Organ im Hals, hat eine enorme Bedeutung für das Wachstum und die Entwicklung eines Kindes. Sie produziert Hormone, die den Stoffwechsel regulieren, und beeinflusst damit nahezu jeden Aspekt des Körperwachstums und der Entwicklung.

Eine Unterfunktion der Schilddrüse in diesem Lebensabschnitt kann weitreichende Auswirkungen haben. Bei Kindern kann dies zu Wachstumsverzögerungen führen, die sich nicht nur in der Körpergröße, sondern auch in der Entwicklung der Knochen und Zähne zeigen. Entwicklungsverzögerungen können sich auch auf kognitive Fähigkeiten auswirken, was zu Lernschwierigkeiten und Verzögerungen in der schulischen Entwicklung führen kann.

Die Symptome einer Schilddrüsenunterfunktion bei Kindern und Jugendlichen können subtil sein und werden manchmal mit anderen Zuständen verwechselt. Müdigkeit, Gewichtszunahme, trockene Haut oder Verstopfung könnten Anzeichen sein, aber sie sind nicht immer offensichtlich. Daher sollte eine sorgfältige Diagnose durch Fachärzte, die mit den spezifischen Bedürfnissen von Kindern und Jugendlichen vertraut sind, immer gewährleistet sein.

Die Behandlung erfordert eine individuelle Herangehensweise, da die Bedürfnisse eines Kindes oder Jugendlichen sich von denen eines Erwachsenen unterscheiden. Die richtige Dosierung der Medikamente, regelmäßige Kontrollen und Anpassungen sowie die Überwachung der körperlichen und emotionalen Entwicklung sind unerlässlich. Auch die Zusammenarbeit mit anderen Fachleuten wie Ernährungsberatern, Psychologen oder Schulberatern kann hilfreich sein, um das Kind ganzheitlich zu unterstützen. Die Eltern spielen in diesem Prozess eine Schlüsselrolle. Ihre Unterstützung, ihr Verständnis und ihre Bereitschaft, eng mit den Fachleuten zusammenzuarbeiten, sind entscheidend für den Erfolg der Behandlung. Die Schilddrüsenunterfunktion ist eine lebenslange Erkrankung, aber mit der richtigen Behandlung und Unterstützung kann ein Kind mit Schilddrüsenunterfunktion ein gesundes, glückliches und erfülltes Leben führen.

Unterstützung und Begleitung: Wie Sie Ihr Kind optimal unterstützen

Die Unterstützung eines Kindes mit Schilddrüsenunterfunktion ist eine facettenreiche Aufgabe, die weit über die medizinische Versorgung hinausgeht. Es erfordert eine Mischung aus Empathie, Verständnis, Geduld und proaktiver Kommunikation, sowohl mit dem Kind als auch mit anderen Personen in seinem Leben.

Offene Kommunikation

Die Erklärung der Diagnose stellt oft den ersten Schritt dar. Kinder haben unterschiedliche Bedürfnisse und Verständnisstufen, daher sollte das Thema auf eine Weise vermittelt werden, die das Kind verstehen kann. Kinderbücher, Zeichnungen oder kindgerechte Erklärungen können dabei helfen, das Thema zugänglich und weniger beängstigend zu machen. Die Offenheit fördert das Vertrauen und hilft dem Kind, sich weniger isoliert oder anders zu fühlen.

Einhaltung der Medikation und Arzttermine

Die regelmäßige Einnahme der Medikamente und die Einhaltung der Arzttermine sind entscheidend für die Gesundheit des Kindes. Es kann hilfreich sein, Routinen zu etablieren oder spielerische Methoden zu verwenden, um das Kind in diesen Prozess einzubeziehen.

Emotionale Unterstützung

Die emotionale Unterstützung ist von großer Bedeutung. Kinder können sich durch die Erkrankung verunsichert oder anders fühlen. Ihnen sollte daher immer wieder versichert werden, dass sie geliebt und akzeptiert werden, genauso wie sie sind. Gespräche über Gefühle, gemeinsame Aktivitäten oder einfach nur da zu sein, wenn das Kind reden möchte, können einen großen Unterschied machen.

Zusammenarbeit mit der Schule

Die Schilddrüsenunterfunktion kann auch die schulische Leistung beeinflussen. Die Zusammenarbeit mit Lehrern und der Schule ist daher oft notwendig. Dies kann Anpassungen im Unterricht, zusätzliche Unterstützung bei Bedarf oder sogar einen individuellen Bildungsplan beinhalten. Die Kommunikation mit der Schule hilft, das Verständnis und die Unterstützung im Bildungsumfeld zu fördern.

Förderung der Selbstständigkeit

Je älter das Kind wird, desto mehr wird es lernen müssen, Verantwortung für seine Gesundheit zu übernehmen. Dies kann durch schrittweise Einführung von Aufgaben, Erklärungen und Ermutigungen geschehen. Es ist ein Balanceakt, das Kind zu unterstützen, ohne es zu bevormunden.

Netzwerk von Unterstützung

Manchmal kann auch die Einbindung von Fachleuten wie Psychologen oder Ernährungsberatern oder der Kontakt zu anderen Familien in ähnlichen Situationen hilfreich sein. Sie sind nicht allein auf dieser Reise und es gibt Ressourcen und Gemeinschaften, die helfen können.

Die Unterstützung eines Kindes mit Schilddrüsenunterfunktion ist eine kontinuierliche Reise, die Flexibilität, Liebe und Engagement erfordert. Es ist eine Herausforderung, aber auch eine Gelegenheit, eine tiefe und vertrauensvolle Beziehung zu Ihrem Kind aufzubauen und es auf seinem Weg zu einem gesunden und glücklichen Leben zu begleiten.

Der Weg in ein eigenständiges Leben: Jugendliche mit Schilddrüsenunterfunktion

Wenn Kinder zu Jugendlichen heranwachsen, verändert sich die Dynamik der Unterstützung. Jugendliche mit Schilddrüsenunterfunktion stehen vor der Herausforderung, Selbstverantwortung für ihre Gesundheit zu übernehmen, während sie gleichzeitig die typischen Herausforderungen der Adoleszenz bewältigen.

Die Ermutigung zur Selbstständigkeit in Bezug auf die Medikation, Arztbesuche und die Überwachung der Symptome stellt einen bedeutsamen Schritt dar. Gleichzeitig sollte eine offene Kommunikation aufrechterhalten und Unterstützung angeboten werden, wenn diese benötigt wird.

Jugendliche können auch von der Verbindung mit Gleichaltrigen profitieren, die ähnliche Erfahrungen machen. Support-Gruppen oder Online-Communitys können ein Gefühl der Zugehörigkeit und des Verständnisses fördern. Der

Übergang in das Erwachsenenalter kann eine aufregende, aber auch herausfordernde Zeit sein. Mit der richtigen Mischung aus Unabhängigkeit und Unterstützung können Jugendliche mit Schilddrüsenunterfunktion jedoch zu selbstbewussten und verantwortungsbewussten Erwachsenen heranwachsen, die in der Lage sind, ihre Gesundheit selbst in die Hand zu nehmen.

Insgesamt erfordert die Begleitung von Kindern und Jugendlichen mit Schilddrüsenunterfunktion eine sensible und aufmerksame Herangehensweise. Die Bedürfnisse ändern sich mit dem Alter und die Fähigkeit, sich anzupassen und auf die individuellen Bedürfnisse des Kindes einzugehen, kann den entscheidenden Unterschied machen.

Langzeitfolgen und Perspektiven

LANGZEITFOLGEN UND PRÄVENTION

Komplikationen bei unbehandelter Schilddrüsenunterfunktion

Die unbehandelte Schilddrüsenunterfunktion ist nicht nur ein Zustand, der Unbehagen und Symptome wie Müdigkeit oder Gewichtszunahme verursacht. Sie kann auch ernsthafte langfristige Gesundheitsprobleme nach sich ziehen. Zu den möglichen Komplikationen gehören:

Herzprobleme

Die Schilddrüsenunterfunktion kann zu erhöhten Cholesterinspiegeln führen, die das Risiko für Herzkrankheiten erhöhen. Auch der Blutdruck kann beeinflusst werden, was weitere Herzprobleme verursachen kann.

Nervenschäden

In seltenen Fällen kann eine unbehandelte Schilddrüsenunterfunktion zu Schäden an den Nerven führen, die Schmerzen und Taubheitsgefühle verursachen können.

Psychische Probleme

Depressionen und Angstzustände können sich verschlimmern, wenn die Schilddrüsenunterfunktion nicht behandelt wird.

Fortpflanzungsprobleme

Bei Frauen kann die Schilddrüsenunterfunktion zu Unfruchtbarkeit oder Problemen während der Schwangerschaft führen.

Myxödem

Dies ist ein seltenes, aber ernstes Symptom, das zu einer Schwellung des gesamten Körpers führen kann und medizinische Notfallversorgung erfordert.

Prävention und Früherkennung: Ihre Gesundheit in den besten Händen

Die Prävention und Früherkennung sind entscheidend, um die Risiken und Komplikationen der Schilddrüsenunterfunktion zu minimieren. Hier sind einige Schritte, die Sie unternehmen können:

Regelmäßige Kontrollen

Die regelmäßige Überwachung durch einen Facharzt ermöglicht die frühzeitige Erkennung von Veränderungen in der Schilddrüsenfunktion.

Gesunde Lebensweise

Eine ausgewogene Ernährung, Bewegung und Stressmanagement können die allgemeine Gesundheit fördern und das Risiko von Komplikationen verringern.

Medikamentöse Therapie

Die richtige Einstellung der Medikation ist entscheidend, um die Schilddrüsenfunktion im optimalen Bereich zu halten.

Bildung und Selbstüberwachung

Das Verständnis der Erkrankung und die Fähigkeit, Symptome zu erkennen, ermöglichen es Ihnen, proaktiv zu handeln und rechtzeitig medizinische Hilfe in Anspruch zu nehmen.

Die Zukunft im Blick: Aktuelle Forschung und neue Therapieansätze

Die Schilddrüsenunterfunktion ist ein aktives Forschungsfeld und es gibt ständig neue Erkenntnisse und Therapieansätze. Die Wissenschaft arbeitet an:

● **besseren Diagnosemethoden**
Die Entwicklung von präziseren Tests und Screening-Methoden, um die Erkrankung früher und genauer zu diagnostizieren.

● **neuen Behandlungsstrategien**
Die Forschung an neuen Medikamenten oder Therapieansätzen, die effektiver oder besser verträglich sein könnten.

● **personalisierter Medizin**
Die Untersuchung von genetischen und individuellen Faktoren, die die Behandlung beeinflussen, um maßgeschneiderte Therapiepläne zu erstellen.

Die Schilddrüsenunterfunktion ist eine komplexe Erkrankung, die ernsthafte Langzeitfolgen haben kann. Doch mit der richtigen Vorsorge, Behandlung und einem Blick auf die vielversprechende Zukunft der Forschung und Therapie können Sie aktiv an Ihrer Gesundheit arbeiten und ein erfülltes Leben führen.

DIE BEDEUTUNG VON KÖRPERBEWUSSTSEIN UND ACHTSAMKEIT

Die Verbindung zwischen Körper und Geist: Wie Ihre Gedanken Ihren Körper beeinflussen

Die Verbindung zwischen Körper und Geist ist ein komplexes Thema, das in den letzten Jahren immer mehr Beachtung gefunden hat. Es ist nicht nur eine philosophische Idee, sondern eine wissenschaftlich belegte Tatsache, dass Gedanken, Emotionen und Überzeugungen direkte Auswirkungen auf den physischen Körper haben können. Bei einer Erkrankung wie der Schilddrüsenunterfunktion kann diese Verbindung besonders relevant sein.

Stress, Angst und negative Gedanken können beispielsweise das Hormonsystem beeinflussen, das wiederum die Schilddrüsenfunktion reguliert. Umgekehrt können Symptome der Schilddrüsenunterfunktion wie Müdigkeit und Stimmungsschwankungen die Gedanken und Emotionen beeinflussen. Es entsteht ein Wechselspiel, das sowohl die Erkrankung als auch das allgemeine Wohlbefinden beeinflussen kann.

Die heilsame Kraft von Achtsamkeit: Wie Sie bewusster mit Ihrer Schilddrüsenunterfunktion umgehen

Achtsamkeit ist die Praxis, im gegenwärtigen Moment präsent zu sein, ohne Urteil oder Ablenkung. Es ist eine Fähigkeit, die durch Meditation, Yoga oder einfache Atemübungen kultiviert werden kann. Bei der Schilddrüsenunterfunktion kann Achtsamkeit ein mächtiges Werkzeug sein.

Durch die bewusste Wahrnehmung des Körpers, der Gedanken und der Emotionen können Sie besser verstehen, wie die Erkrankung Sie beeinflusst. Sie können erkennen, wann Sie müde sind, wann Sie Stress empfinden oder wann Sie eine Pause brauchen. Diese Erkenntnisse ermöglichen es Ihnen, proaktiv zu handeln und sich selbst besser zu versorgen.

Achtsamkeit kann auch dazu beitragen, Stress, der die Schilddrüsenfunktion beeinträchtigen kann, abzubauen. Durch die Beruhigung des Geistes und die Zentrierung im gegenwärtigen Moment können Sie eine tiefere Entspannung und ein besseres Wohlbefinden erreichen.

Körperliche und emotionale Signale verstehen: Ihre innere Weisheit nutzen

Ihr Körper ist ein komplexes System, das ständig Informationen über Ihren Zustand sendet. Diese Signale können subtil sein, aber wenn Sie lernen, sie zu erkennen und zu interpretieren, können sie eine wertvolle Quelle der Weisheit sein, besonders, wenn Sie mit einer chronischen Erkrankung wie der Schilddrüsenunterfunktion leben.

• **Körperliche Signale** wie Schmerzen, Unbehagen, Müdigkeit oder Hunger sind nicht nur unangenehme Empfindungen. Sie sind Botschaften, die Ihnen etwas über Ihren Körper sagen. Sie könnten darauf hinweisen, dass Sie mehr Ruhe brauchen, dass Ihre Medikation angepasst werden muss oder dass Ihre Ernährung nicht ausgewogen ist. Indem Sie auf diese Signale achten und entsprechend handeln, können Sie potenzielle Probleme frühzeitig erkennen und angehen. Dies ermöglicht es Ihnen, proaktiv zu sein und auf die Bedürfnisse Ihres Körpers einzugehen, bevor sie zu einem ernsthaften Problem werden.

• **Emotionale Signale** sind oft miteinander verknüpft. Gefühle von Frustration, Traurigkeit, Freude oder Angst sind nicht isoliert. Sie sind oft Reaktionen auf Ihre körperliche Verfassung oder Ihre Lebensumstände. Zum Beispiel könnte anhaltende Müdigkeit aufgrund der Schilddrüsenunterfunktion zu Frustration oder Niedergeschlagenheit führen. Umgekehrt kann Freude und Zufriedenheit in einem Bereich Ihres Lebens positive Auswirkungen auf Ihre gesamte Gesundheit haben.

Das Verstehen dieser emotionalen Signale erfordert oft eine tiefere Selbstreflexion. Es geht darum, zu erkennen, was diese Gefühle auslöst und wie sie mit Ihrer Schilddrüsenunterfunktion zusammenhängen könnten. Es geht auch darum, zu erkennen, was Sie brauchen, um sich unterstützt, erfüllt und in Balance zu fühlen.

Die Verbindung von körperlichem und emotionalem Bewusstsein schafft eine ganzheitliche Perspektive auf Ihre Gesundheit. Es geht nicht nur um Symptome und Behandlungen, sondern um ein umfassendes Verständnis dessen, was in Ihrem Körper und in Ihrem Leben vor sich geht. Es ermöglicht Ihnen, Ihre Schilddrüsenunterfunktion nicht nur als medizinisches Problem zu sehen, sondern als Teil eines größeren Bildes Ihrer Gesundheit und Ihres Wohlbefindens. Diese Perspektive kann Ihnen helfen, besser mit Ihrer Erkrankung umzugehen, Ihre Therapie effektiver zu gestalten und ein erfüllteres Leben zu führen. Es ist ein Weg, sich selbst besser kennenzulernen und in Ihrer Gesundheit und Ihrem Wohlbefinden proaktiver zu werden. Es ist ein Ausdruck von Selbstfürsorge und Selbstverantwortung, der über die traditionelle medizinische Betreuung hinausgeht.

Die Kombination von Körperbewusstsein und Achtsamkeit schafft eine Verbindung zu Ihrer inneren Weisheit. Es ermöglicht Ihnen, sich selbst besser zu verstehen und in Ihrer Gesundheit und Ihrem Wohlbefinden eine führende Position einzunehmen. Es ist nicht nur eine Strategie zur Bewältigung der Schilddrüsenunterfunktion, sondern ein Weg zu einem bewussteren und erfüllteren Leben.

KÖRPERWAHRNEHMUNGSÜBUNGEN FÜR EINE BESSERE SELBSTVERBINDUNG

Die Verbindung mit dem eigenen Körper ist ein wesentlicher Aspekt der Selbstfürsorge, insbesondere, wenn Sie mit einer chronischen Erkrankung wie der Schilddrüsenunterfunktion leben. Durch das bewusste Wahrnehmen von Körperempfindungen können Sie besser verstehen, was Ihr Körper braucht, und entsprechend handeln. Hier sind einige Übungen, die Ihnen helfen können, diese Verbindung zu vertiefen:

Body-Scan: Entdecken Sie Ihre Körperempfindungen und Spannungen

• **Finden Sie einen ruhigen Ort**
Setzen Sie sich bequem hin oder legen Sie sich hin. Schließen Sie die Augen, wenn Sie möchten.

• **Atmen Sie tief ein und aus**
Konzentrieren Sie sich auf Ihren Atem, um sich zu zentrieren.

• **Scannen Sie Ihren Körper**
Beginnen Sie an den Füßen und arbeiten Sie sich langsam nach oben. Nehmen Sie jede Körperpartie wahr und achten Sie auf Empfindungen, Spannungen oder Entspannung.

• **Nehmen Sie wahr, ohne zu bewerten**
Versuchen Sie, die Empfindungen einfach zu beobachten, ohne sie zu bewerten oder zu verändern.

• **Schließen Sie mit einigen tiefen Atemzügen ab**
Danken Sie sich selbst für diese Zeit der Achtsamkeit.

Atembeobachtung: Verbinden Sie sich mit Ihrem Atem und seiner Wirkung auf Ihren Körper

• **Finden Sie eine bequeme Position**
Setzen oder legen Sie sich hin, je nachdem, was für Sie angenehm ist.

• **Legen Sie den Fokus auf Ihren Atem**
Spüren Sie, wie die Luft durch Ihre Nase eintritt, Ihre Lungen füllt und wieder austritt.

• **Beobachten Sie die Empfindungen**
Fühlen Sie die Bewegung Ihres Brustkorbs, die Temperatur der Luft und andere Empfindungen, die mit dem Atmen verbunden sind.

• **Bleiben Sie präsent**
Wenn Ihr Geist abschweift, bringen Sie Ihre Aufmerksamkeit sanft zurück zu Ihrem Atem.

• **Beenden Sie mit Dankbarkeit**
Nehmen Sie sich einen Moment Zeit, um diese Verbindung mit sich selbst zu würdigen.

Yoga und sanfte Bewegung: Die Verbindung von Körper und Seele durch achtsame Bewegungspraxis

• **Wählen Sie eine sanfte Übung**
Es kann Yoga, Tai-Chi oder eine andere sanfte Bewegungsform sein, die Ihnen gefällt.

• **Fokussieren Sie sich auf die Bewegung**
Spüren Sie, wie sich Ihr Körper bewegt, wie die Muskeln arbeiten und wie Ihr Atem fließt.

• **Seien Sie achtsam**
Bewegen Sie sich mit Bewusstsein und Respekt für Ihren Körper, ohne sich zu überanstrengen.

• **Integrieren Sie die Atmung**
Versuchen Sie, Ihren Atem mit der Bewegung zu synchronisieren, um eine tiefere Verbindung herzustellen.

• **Schließen Sie mit Entspannung ab**
Nehmen Sie sich Zeit, um in einer entspannten Position zu liegen oder zu sitzen und die Wirkung der Übung auf Ihren Körper zu spüren.

Diese Übungen sind mehr als nur Entspannungstechniken. Sie sind Werkzeuge, um eine tiefere Verbindung mit sich selbst herzustellen und ein besseres Verständnis für Ihren Körper zu entwickeln. Sie können Ihnen helfen, Ihre Bedürfnisse besser zu erkennen und Ihre Selbstfürsorge-Praxis zu bereichern. Sie sind ein Schritt auf dem Weg zu einem ganzheitlichen Wohlbefinden, das Körper, Geist und Seele umfasst.

AUTOGENES TRAINING: NUTZEN SIE DIE KRAFT IHRER GEDANKEN ZUR ENTSPANNUNG

Autogenes Training ist eine bewährte Entspannungstechnik, die auf der Kraft der Selbstsuggestion (die Technik, sich selbst durch Gedanken oder Worte positiv zu beeinflussen) basiert. Durch gezielte Gedanken und Vorstellungen können Sie einen Zustand tiefer Entspannung erreichen, der sowohl den Körper als auch den Geist beruhigt. Diese Methode kann besonders hilfreich sein, wenn Sie mit Stress oder chronischen Erkrankungen wie der Schilddrüsenunterfunktion umgehen. Hier ist eine praktische Anleitung, um mit dem autogenen Training zu beginnen:

● Suchen Sie sich einen Ort, an dem Sie ungestört sind, und nehmen Sie eine bequeme Sitz- oder Liegeposition ein.

● Beginnen Sie mit einigen tiefen Atemzügen, um sich zu zentrieren.

● Beginnen Sie mit der Vorstellung, dass Ihre Arme und Beine schwer und warm werden. Wiederholen Sie in Gedanken Sätze wie „Meine Arme sind schwer" oder „Meine Beine sind warm".

● Stellen Sie sich vor, wie die Schwere und Wärme sich in Ihrem Körper ausbreiten und wie jede Anspannung wegschmilzt.

● Sie können auch Sätze wie „Mein Herz schlägt ruhig und gleichmäßig" oder „Mein Atem fließt frei" verwenden, um den Entspannungszustand zu vertiefen.

● Verweilen Sie einige Minuten in diesem Zustand der tiefen Entspannung und lassen Sie die positiven Empfindungen auf sich wirken.

● Beenden Sie die Übung, indem Sie langsam Ihre Aufmerksamkeit wieder auf Ihren Körper richten, die Augen öffnen und sich sanft bewegen.

● Nehmen Sie sich einen Moment Zeit, um die Erfahrung zu reflektieren und zu bemerken, wie Sie sich fühlen.

Das autogene Training ist eine Fähigkeit, die mit der Übung wächst. Es kann hilfreich sein, mit geführten Anleitungen zu beginnen oder einen Kurs bei einem qualifizierten Trainer zu besuchen. Die regelmäßige Praxis kann nicht nur zur Entspannung beitragen, sondern auch das allgemeine Wohlbefinden fördern, den Schlaf verbessern und sogar Symptome chronischer Erkrankungen lindern.

Diese Technik eröffnet einen Zugang zur inneren Weisheit und ermöglicht es Ihnen, aktiv an Ihrer Gesundheit und Ihrem Wohlbefinden teilzunehmen. Es ist ein Werkzeug, das Sie immer bei sich haben und das Ihnen helfen kann, inmitten des Alltagsstresses einen Ort der Ruhe und Gelassenheit zu finden.

DIE BEDEUTUNG VON SELBSTAKZEPTANZ UND SELBSTMITGEFÜHL

Leben mit einer chronischen Erkrankung wie der Schilddrüsenunterfunktion kann eine emotionale Herausforderung sein. Neben den physischen Symptomen und der Notwendigkeit einer kontinuierlichen Behandlung kann es auch das Selbstbild und das Selbstwertgefühl beeinträchtigen. In diesem Kontext sind Selbstakzeptanz und Selbstmitgefühl entscheidende Faktoren, die zur inneren Stärke und Resilienz beitragen können.

Sich selbst annehmen: Wie Sie Ihre Schilddrüsenunterfunktion als Teil von sich akzeptieren

Selbstakzeptanz bedeutet, sich selbst in der Gesamtheit anzunehmen, einschließlich der Schilddrüsenunterfunktion. Es ist nicht immer einfach, vor allem, wenn die Erkrankung Symptome verursacht, die das tägliche Leben beeinträchtigen. Doch die Akzeptanz der Erkrankung als Teil des eigenen Selbst kann eine befreiende Erfahrung sein. Sie ermöglicht Ihnen, sich nicht mehr gegen die Realität zu wehren, sondern mit ihr zu arbeiten. Sie erkennen, dass die Schilddrüsenunterfunktion ein Aspekt Ihres Lebens ist, aber nicht Ihre gesamte Identität definiert. Dieser Prozess kann durch Achtsamkeitsübungen, Selbstreflexion und gegebenenfalls therapeutische Unterstützung gefördert werden.

Selbstmitgefühl entwickeln: Freundlicher Umgang mit sich selbst, trotz Herausforderungen

Selbstmitgefühl geht Hand in Hand mit Selbstakzeptanz. Es bedeutet, sich selbst mit der gleichen Freundlichkeit und Fürsorge zu behandeln, die Sie einem guten Freund entgegenbringen würden. Anstatt sich selbst für die Herausforderungen oder Schwierigkeiten, die die Schilddrüsenunterfunktion mit sich bringt, zu kritisieren, können Sie sich selbst Unterstützung und Verständnis bieten. Selbstmitgefühl beinhaltet auch die Erkenntnis, dass das Leiden und die Herausforderungen Teil der menschlichen Erfahrung sind. Sie sind nicht allein und Ihre Erfahrungen machen Sie nicht weniger wertvoll oder fähig. Techniken wie das Schreiben eines Selbstmitgefühl-Tagebuchs oder das Praktizieren von Metta-Meditation (liebende Güte) können hilfreich sein, um diese Qualitäten zu kultivieren.

Innere Stärke und Resilienz durch positive Selbstbeziehung

Die Kombination von Selbstakzeptanz und Selbstmitgefühl bildet das Fundament für eine positive Selbstbeziehung. Diese Beziehung zu sich selbst ist eine Quelle der inneren Stärke und Resilienz. Sie ermöglicht Ihnen, die Herausforderungen der Schilddrüsenunterfunktion mit Entschlossenheit zu bewältigen. Sie fördert auch das Wohlstandsempfinden, die Lebensqualität und die Fähigkeit, Freude und Erfüllung im Leben zu finden, trotz der Erkrankung.

Selbstakzeptanz und Selbstmitgefühl sind fortlaufende Prozesse, die Zeit, Geduld und oft auch professionelle Unterstützung erfordern. Doch die Investition in diese Aspekte des Selbst kann eine tiefgreifende Transformation bewirken, die weit über die Bewältigung der Schilddrüsenunterfunktion hinausgeht. Es ist ein Weg zur Heilung, zum Wachstum und zu einem authentischen, erfüllten Leben.

DIE SCHILDDRÜSENUNTERFUNKTION ALS WEGWEISER FÜR EIN ACHTSAMES LEBEN

Die Diagnose einer Schilddrüsenunterfunktion kann zunächst als ein Hindernis oder eine Belastung erscheinen. Doch mit der richtigen Perspektive und Herangehensweise kann diese Erkrankung auch als ein Wegweiser für ein achtsameres und erfüllteres Leben dienen. Es ist eine Gelegenheit, sich selbst besser kennenzulernen, sich mit dem eigenen Körper zu verbinden und persönliches Wachstum zu erleben.

Die Erkrankung als Chance zur persönlichen Entwicklung und Entfaltung sehen

Jede Herausforderung im Leben, einschließlich einer chronischen Erkrankung wie der Schilddrüsenunterfunktion, birgt das Potenzial für Wachstum und Transformation. Die Notwendigkeit, sich um die eigene Gesundheit zu kümmern, kann eine tiefere Selbstreflexion und Selbstfürsorge fördern. Es kann Sie dazu inspirieren, Prioritäten neu zu bewerten, gesündere Lebensgewohnheiten zu entwickeln und sich auf das zu konzentrieren, was im Leben wirklich zählt. Diese Veränderungen sind nicht nur auf die Bewältigung der Erkrankung beschränkt, sondern können alle Bereiche des Lebens positiv beeinflussen.

Ihre Schilddrüsenunterfunktion als Lehrmeisterin: Was Sie über sich selbst lernen können

Die Schilddrüsenunterfunktion kann als eine Art Lehrmeisterin betrachtet werden, die Sie dazu einlädt, mehr über sich selbst zu erfahren.

- Wie reagieren Sie auf Stress?
- Was brauchen Sie, um sich unterstützt und genährt zu fühlen?
- Wie können Sie Ihre Energie und Ihre Ressourcen am besten nutzen?

Die Antworten auf diese und ähnliche Fragen können tiefe Einsichten in Ihre Persönlichkeit, Ihre Bedürfnisse und Ihre Stärken bieten. Sie können auch dazu beitragen, dass Sie sich selbst auf eine Weise verstehen und schätzen, die ohne die Erfahrung der Schilddrüsenunterfunktion vielleicht nicht möglich gewesen wäre.

Den Dialog mit Ihrem Körper aufnehmen: Vertrauen in Ihre innere Intuition

Die Schilddrüsenunterfunktion erfordert eine kontinuierliche Überwachung und Anpassung der Behandlung. Dies kann eine Gelegenheit sein, einen Dialog mit Ihrem Körper aufzunehmen und Ihre innere Intuition zu kultivieren. Indem Sie auf die Signale Ihres Körpers achten und lernen, sie zu interpretieren, können Sie eine tiefere Verbindung zu sich selbst aufbauen. Dieses Vertrauen in Ihre innere Weisheit kann Ihnen helfen, bessere Entscheidungen in Bezug auf Ihre Gesundheit zu treffen und ein Gefühl der Kontrolle und des Selbstvertrauens in Ihrem Umgang mit der Erkrankung zu fördern.

Die Schilddrüsenunterfunktion als Wegweiser für ein achtsames Leben zu betrachten, ist eine transformative Perspektive. Es verschiebt den Fokus von der Bekämpfung der Erkrankung hin zur Umarmung der Möglichkeiten, die sie bietet. Es ist ein Ansatz, der nicht nur die Lebensqualität verbessern kann, sondern auch den Weg zu einem tieferen, authentischen und erfüllten Leben ebnet.

REFLEXION

Die Reise durch das Leben mit einer Schilddrüsenunterfunktion ist mehr als nur eine medizinische Herausforderung. Es ist ein Weg der Selbstentdeckung, der Selbstfürsorge und der bewussten Lebensführung. In dieser Reflexion werden einige Schlüsselkonzepte hervorgehoben, die Ihnen helfen können, ein erfülltes Leben mit Schilddrüsenunterfunktion zu führen.

Mit sich selbst in Einklang sein: Die Bedeutung der Selbstverbindung in Ihrer Schilddrüsenunterfunktion

Die Selbstverbindung ist das Herzstück eines gesunden und erfüllten Lebens, besonders, wenn man mit einer chronischen Erkrankung wie der Schilddrüsenunterfunktion lebt. Sie bedeutet, sich selbst zu kennen, zu verstehen, was Sie brauchen, und in der Lage zu sein, für sich selbst zu sorgen. Es geht darum, sich selbst mit Freundlichkeit und Mitgefühl zu begegnen, besonders in Zeiten der Herausforderung. Die Selbstverbindung ermöglicht es Ihnen, Ihre Erkrankung nicht als Feind, sondern als Teil von sich selbst zu sehen, der Fürsorge und Aufmerksamkeit benötigt. Es fördert ein Gefühl der Harmonie und des Gleichgewichts, das sich positiv auf Ihre gesamte Lebensqualität auswirken kann.

Achtsamkeit als Begleiterin auf Ihrem Weg: Wie Sie von bewusster Selbstwahrnehmung profitieren

Achtsamkeit ist die Kunst, im gegenwärtigen Moment präsent zu sein, ohne Urteil und mit einer offenen und neugierigen Haltung. Es ist ein kraftvolles Werkzeug, das Ihnen helfen kann, sich selbst und Ihre Erkrankung auf eine tiefere und authentischere Weise zu verstehen. Durch die Praxis der Achtsamkeit können Sie lernen, Ihre Gedanken, Gefühle und körperlichen Empfindungen zu beobachten, ohne von ihnen überwältigt zu werden. Sie können lernen, auf die subtilen Signale Ihres Körpers zu hören und auf diese zu reagieren, bevor sie zu einem Problem werden. Achtsamkeit kann auch dazu beitragen, Stress abzubauen, die Resilienz zu stärken und ein Gefühl des Wohlstands und der Zufriedenheit in Ihrem Leben zu fördern.

Die Verantwortung für Ihre Gesundheit in Ihren eigenen Händen halten

Die Verantwortung für Ihre Gesundheit zu übernehmen, bedeutet nicht, alles alleine zu machen. Es bedeutet, sich aktiv an Ihrer Pflege zu beteiligen, gut informiert zu sein und Entscheidungen zu treffen, die im Einklang mit Ihren Werten und Bedürfnissen stehen. Es bedeutet auch, Unterstützung zu suchen, wenn Sie sie brauchen, und sich selbst als Hauptakteur auf Ihrer Gesundheitsreise zu sehen. Die Verantwortung für Ihre Gesundheit in Ihren eigenen Händen zu halten, stärkt Ihr Selbstvertrauen und Ihre Kontrolle. Es ermöglicht Ihnen, Ihre Erkrankung nicht als etwas zu sehen, das Ihnen „passiert", sondern als einen Aspekt Ihres Lebens, den Sie aktiv gestalten und beeinflussen können.

Die Reflexion über diese Konzepte kann eine Quelle der Inspiration und Orientierung sein, während Sie Ihren eigenen Weg mit der Schilddrüsenunterfunktion gehen. Es ist ein Weg, der Herausforderungen, aber auch Chancen bietet.

30-Tage-Plan für ein aktives Leben mit Schilddrüsenunterfunktion

Warum ein strukturierter Plan hilfreich ist

Ein 30-Tage-Plan ist weit mehr als nur eine Liste von Aufgaben oder Empfehlungen. Er dient als Ihr persönlicher Leitfaden, der Sie durch die komplexen Herausforderungen einer Schilddrüsenunterfunktion navigiert. Ein strukturierter Ansatz hat den Vorteil, dass er Ihnen hilft, Ihre Symptome und Lebensgewohnheiten systematisch zu analysieren. Er ermöglicht es Ihnen, gezielte Maßnahmen zu ergreifen, die auf Ihre individuellen Bedürfnisse zugeschnitten sind.

Stellen Sie sich den Plan als einen maßgeschneiderten Fahrplan vor, der Sie sicher von Ihrem aktuellen Zustand zu einem verbesserten Gesundheitszustand führt. Dieser Fahrplan ist besonders wertvoll, da er Sie vor der Informationsüberflutung schützt, die oft mit der Diagnose einer chronischen Erkrankung einhergeht. Er hilft Ihnen, sich auf das Wesentliche zu konzentrieren und Ihre Energie effizient einzusetzen. So vermeiden Sie den Stress und die Unsicherheit, die entstehen können, wenn Sie sich ohne klare Richtung durch den Dschungel der medizinischen Ratschläge und Therapieoptionen navigieren.

Ziele setzen: Was Sie in 30 Tagen erreichen können

Ein Monat mag wie eine kurze Zeit erscheinen, aber Sie werden überrascht sein, wie viel Sie in nur 30 Tagen erreichen können, wenn Sie einen fokussierten Ansatz verfolgen. Die Festlegung konkreter, erreichbarer Ziele ist eine Voraussetzung, um messbare Erfolge zu schaffen. Diese Erfolge, sei es eine verbesserte Schlafqualität, eine Verringerung Ihrer Symptome oder einfach nur ein besseres Verständnis Ihrer Erkrankung, dienen als Motivationsfaktoren, die Sie auf Ihrem Weg unterstützen.

Vielleicht ist es Ihr Ziel, Ihre Ernährung so umzustellen, dass sie reicher an schilddrüsenfreundlichen Nährstoffen wie Jod und Selen ist. Oder vielleicht möchten Sie Techniken zur Stressreduktion erlernen, um Ihren Cortisolspiegel zu senken und damit Ihre Schilddrüsenfunktion zu verbessern. Was auch immer Ihre Ziele sind, der 30-Tage-Plan hilft Ihnen, diese in überschaubare Aufgaben zu zerlegen und einen klaren Aktionsplan zu erstellen.

Flexibilität und Anpassung: Ihren Plan auf Ihre Bedürfnisse zuschneiden

Ein 30-Tage-Plan sollte kein starres Korsett sein, sondern vielmehr ein flexibles Gerüst, das sich an Ihre individuellen Bedürfnisse und Lebensumstände anpassen lässt. Vielleicht stellen Sie fest, dass bestimmte Ernährungsstrategien für Sie nicht funktionieren oder dass Sie bestimmte Entspannungstechniken besonders effektiv finden. In solchen Fällen sollte der Plan entsprechend angepasst werden. Flexibilität ist hier der Schlüssel. Sie sollten sich nicht sklavisch an einen Plan halten, der nicht zu Ihnen passt, sondern die Freiheit haben, Änderungen vorzunehmen, die Ihnen wirklich helfen.

Ein 30-Tage-Plan stellt eine strukturierte, gleichzeitig aber anpassbare Methode dar, um Ihre Lebensqualität trotz Schilddrüsenunterfunktion zu steigern. Dieser praxisorientierte Ansatz versorgt Sie mit den notwendigen Werkzeugen, um selbstbestimmt an Ihrer Gesundheit und Ihrem Wohlbefinden zu arbeiten. Das Schöne daran? Sie sind auf diesem Weg nicht allein. Der Plan fungiert als Ihr persönlicher Begleiter, der Sie durch die verschiedenen Phasen Ihrer gesundheitlichen Entwicklung leitet.

WOCHE 1: DER START IN EIN BEWUSSTERES LEBEN

Tag 1–7

Tag 1: Bestandsaufnahme Ihrer aktuellen Symptome und Herausforderungen

Morgen (10 Minuten):

• Nehmen Sie sich ein Notizbuch oder öffnen Sie eine neue Datei auf Ihrem Computer.

• Schreiben Sie alle Symptome auf, die Sie in den letzten Wochen bemerkt haben, wie Müdigkeit, Gewichtszunahme oder Stimmungsschwankungen.

Abend (5 Minuten):

• Ergänzen Sie Ihre Liste durch die Symptome und Herausforderungen des Tages.

• Dokumentieren Sie, welche Aspekte erfolgreich waren und welche Verbesserungspotential aufweisen.

Tag 2: Kleine Schritte, große Wirkung – Erste Veränderungen in der Ernährung

Morgen (15 Minuten):

• Planen Sie Ihr Frühstück so, dass es schilddrüsenfreundliche Lebensmittel enthält, zum Beispiel ein Smoothie mit Paranüssen und Spinat.

Abend (10 Minuten):

• Überprüfen Sie Ihre Ernährung des Tages und notieren Sie, welche schilddrüsenfreundlichen Lebensmittel Sie verzehrt haben.

Tag 3: Entspannung und Stressabbau – Einführung in das autogene Training

Morgen (5 Minuten):

● Suchen Sie sich einen ruhigen Ort, an dem Sie ungestört sind. Es kann ein bequemer Stuhl oder ein weicher Teppich sein. Setzen Sie Ihr Handy in den Flugmodus und sorgen Sie dafür, dass Sie für die nächsten 5 Minuten nicht gestört werden.

● Setzen Sie sich bequem hin oder legen Sie sich auf den Rücken. Die Hände können locker auf den Oberschenkeln oder neben dem Körper liegen. Schließen Sie die Augen und nehmen Sie ein paar tiefe Atemzüge, um sich zu zentrieren.

● Atmen Sie tief durch die Nase ein und langsam durch den Mund wieder aus. Während Sie ausatmen, wiederholen Sie leise für sich: „Ich bin ruhig und gelassen."

● Konzentrieren Sie sich ganz auf diese Worte und lassen Sie alle anderen Gedanken los. Stellen Sie sich vor, wie sich mit jedem Atemzug eine wohltuende Ruhe in Ihrem Körper ausbreitet.

● Wiederholen Sie den Satz „Ich bin ruhig und gelassen" mindestens fünfmal oder so oft, wie es sich für Sie angenehm anfühlt.

● Öffnen Sie langsam die Augen und spüren Sie nach, wie Sie sich fühlen. Vielleicht bemerken Sie eine spürbare Entspannung oder ein Gefühl der Leichtigkeit.

Abend (5 Minuten):

● Wiederholen Sie die Übung vom Morgen.

Tag 4: Kleine Schritte, große Wirkung – Erste Veränderungen in der Bewegung

Morgen (20 Minuten):

● Machen Sie einen 20-minütigen Spaziergang an der frischen Luft.

Abend (5 Minuten):

● Notieren Sie, wie Sie sich nach dem Spaziergang gefühlt haben.

Tag 5: Entspannung und Stressabbau – Einführung in die bewusste Atmung

Morgen (5 Minuten):

● Atmen Sie tief durch die Nase ein, halten Sie den Atem für 4 Sekunden und atmen Sie dann langsam durch den Mund aus.

● Wiederholen Sie dies 5- bis 10-mal.

Abend (5 Minuten):

● Wiederholen Sie die Atemübung vom Morgen.

Tag 6: Bestandsaufnahme – Überprüfung und Anpassung

Morgen (10 Minuten):

● Setzen Sie sich an einen ruhigen Ort mit Ihren Notizen der vergangenen Tage. Sorgen Sie dafür, dass Sie ungestört sind.

● Überfliegen Sie Ihre Notizen und identifizieren Sie eine oder zwei spezifische Herausforderungen oder Symptome, die trotz Ihrer Bemühungen bestehen geblieben sind. Vielleicht haben Sie bemerkt, dass Ihr Energielevel immer nach dem Mittagessen sinkt oder dass Sie trotz der Entspannungsübungen schlecht schlafen.

● Nutzen Sie diese Zeit, um kurz im Internet oder in einem Fachbuch nach Lösungen für diese spezifischen Herausforderungen zu suchen. Vielleicht finden Sie einen Ernährungstipp, der Ihnen bisher entgangen ist, oder eine andere Art von Entspannungsübung, die besser zu Ihnen passt.

● Fügen Sie die neuen Lösungen oder Anpassungen in Ihren Plan für die kommende Woche ein. Es geht hier nicht darum, den gesamten Plan zu überarbeiten, sondern darum, gezielte Anpassungen vorzunehmen, die Ihnen helfen, Ihre spezifischen Herausforderungen besser zu bewältigen.

Durch diese gezielte Bestandsaufnahme und Anpassung können Sie sicherstellen, dass Ihr 30-Tage-Plan wirklich auf Ihre individuellen Bedürfnisse und Herausforderungen zugeschnitten ist. So bleiben Sie flexibel und können proaktiv auf Probleme reagieren, bevor sie sich verschlimmern.

Abend (5 Minuten):

● Setzen Sie sich bequem hin und nehmen Sie fünf tiefe Atemzüge. Lassen Sie den Tag los und fokussieren Sie sich auf den Moment.

● Werfen Sie einen kurzen Blick auf Ihre Notizen oder Ihr Symptomtagebuch der vergangenen Tage. Identifizieren Sie eine Sache, die gut gelaufen ist, und eine, die Verbesserung benötigt.

● Entscheiden Sie, welche kleine Anpassung Sie morgen vornehmen können, um die identifizierte Schwachstelle zu verbessern. Es kann so einfach sein wie „mehr Wasser trinken" oder „eine zusätzliche Entspannungsübung einfügen".

● Schließen Sie die Augen und visualisieren Sie kurz, wie der morgige Tag aussehen könnte, wenn Sie diese kleine Anpassung erfolgreich umsetzen. Atmen Sie tief ein und aus und öffnen Sie die Augen.

Tag 7: Zusammenfassung und Vorbereitung auf Woche 2

Morgen (15 Minuten):

• Beginnen Sie den Tag, indem Sie drei Dinge notieren, für die Sie dankbar sind. Dies kann alles sein, von einer gelungenen Übung bis hin zu einem guten Gespräch mit einem Freund.

• Nehmen Sie sich einen Moment Zeit, um in sich hineinzuhorchen. Wie fühlt sich Ihr Körper heute an? Gibt es Veränderungen im Vergleich zum ersten Tag? Notieren Sie Ihre Beobachtungen.

• Anstatt zurückzuschauen, konzentrieren Sie sich jetzt auf die kommende Woche. Welche neuen Übungen oder Aktivitäten möchten Sie ausprobieren? Schreiben Sie diese auf und legen Sie fest, an welchen Tagen Sie sie umsetzen möchten.

Abend (10 Minuten):

• Setzen Sie sich an einen ruhigen Ort, schließen Sie die Augen und atmen Sie tief durch die Nase ein und durch den Mund aus. Wiederholen Sie dies fünfmal, um den Geist zu beruhigen.

• Stellen Sie sich vor, wie die kommende Woche idealerweise verlaufen soll. Visualisieren Sie sich selbst, wie Sie die Übungen durchführen und wie Sie sich danach fühlen. Dies hilft, eine positive Einstellung für die kommenden Herausforderungen zu schaffen.

• Machen Sie eine kurze Notiz oder setzen Sie ein Lesezeichen im 30-Tage-Plan, um sich darauf zu freuen, was als Nächstes kommt. Dies dient als mentale Vorbereitung und steigert die Vorfreude auf die neue Woche.

Diese erste Woche dient als Grundlage für die kommenden Wochen. Sie werden erstaunt sein, wie kleine Veränderungen große Auswirkungen haben können. Nutzen Sie diese Woche, um sich selbst besser kennenzulernen und erste Schritte in Richtung eines bewussteren Lebens zu machen.

WOCHE 2: DIE RICHTIGE ERNÄHRUNG FÜR IHRE SCHILDDRÜSE

Tag 8–14

Tag 8: Nährstoffe im Fokus – Jod

Morgen (10 Minuten):

• Beginnen Sie den Tag mit einem schilddrüsenfreundlichen Frühstück, das Jod enthält. Ein Beispiel wäre ein Joghurt mit Meeresalgen.

– Mischen Sie 200 g Naturjoghurt mit einem Teelöffel Meeresalgenpulver und fügen Sie nach Belieben Obst hinzu.

• Notieren Sie sich, wie Sie sich nach dem Frühstück fühlen.

Abend (5 Minuten):

• Überprüfen Sie, wie viel Jod Sie heute zu sich genommen haben. Passen Sie gegebenenfalls die Aufnahme an.

Tag 9: Nährstoffe im Fokus – Selen

Morgen (10 Minuten):

• Heute liegt der Fokus auf Selen. Ein Frühstück mit Paranüssen wäre ideal.

– Zerhacken Sie 2–3 Paranüsse und streuen Sie sie über Ihren Haferbrei oder Joghurt.

• Führen Sie Ihr Ernährungstagebuch weiter und achten Sie besonders auf Ihre Selen-Aufnahme.

Abend (5 Minuten):

• Überprüfen Sie Ihre Selen-Aufnahme und passen Sie bei Bedarf Ihre Ernährung für den nächsten Tag an.

Tag 10: Nährstoffe im Fokus – Omega-3-Fettsäuren

Morgen (10 Minuten):

● Ein Smoothie mit Chiasamen oder Leinsamen wäre eine gute Omega-3-Quelle zum Frühstück.

– Mischen Sie 1 Esslöffel Chiasamen oder Leinsamen in Ihren morgendlichen Smoothie.

● Notieren Sie sich, wie Sie sich nach dem Frühstück fühlen.

Abend (5 Minuten):

● Überprüfen Sie Ihre Omega-3-Aufnahme des Tages und planen Sie gegebenenfalls Anpassungen für den nächsten Tag.

Tag 11: Schilddrüsenfreundliche Rezepte

Morgen (20 Minuten):

● Probieren Sie ein neues schilddrüsenfreundliches Rezept zum Frühstück aus, z. B. einen Quinoa-Porridge:

– Kochen Sie 1 Tasse Quinoa in 2 Tassen Wasser oder Mandelmilch, fügen Sie Zimt und Obst nach Wahl hinzu.

● Notieren Sie sich, wie Ihnen dieses neue Rezept bekommt.

Abend (10 Minuten):

● Bereiten Sie ein schilddrüsenfreundliches Abendessen vor, wie z. B. Lachs mit Brokkoli.

– Backen Sie den Lachs bei 180 Grad Celsius Ober-/Unterhitze für 20 Minuten und dämpfen Sie den Brokkoli.

● Notieren Sie sich, wie Sie sich nach dem Abendessen fühlen.

Tag 12: Bewusstes Essen

Morgen (15 Minuten):

• Beim Frühstück achten Sie heute besonders darauf, langsam zu essen und jeden Bissen zu genießen.

• Notieren Sie sich, wie sich das bewusste Essen auf Ihr Sättigungsgefühl auswirkt.

Abend (5 Minuten):

• Wiederholen Sie die Übung des bewussten Essens beim Abendessen.

Tag 13: Überprüfung und Anpassung

Morgen (10 Minuten):

• Überprüfen Sie Ihre Notizen zur Ernährung der vergangenen Tage.

– Gibt es Nährstoffe, die Sie vernachlässigt haben?

• Planen Sie gezielte Anpassungen für die kommenden Tage.

Abend (5 Minuten):

• Nehmen Sie sich einen Moment, um tief durchzuatmen und den Tag Revue passieren zu lassen.

– Fühlen Sie sich durch die Ernährungsumstellung besser?

Tag 14: Vorbereitung auf Woche 3

Morgen (10 Minuten):

• Notieren Sie sich, welche Ernährungsumstellungen gut funktioniert haben und welche nicht.

Abend (10 Minuten):

• Setzen Sie sich an einen ruhigen Ort, an dem Sie ungestört sind.

• Schließen Sie die Augen und nehmen Sie fünf tiefe Atemzüge durch die Nase ein und durch den Mund aus.

• Halten Sie den Atem jeweils für vier Sekunden und lassen Sie dann langsam die Luft durch den Mund entweichen.

• Wiederholen Sie diese Atemübung fünfmal.

• Diese Atemübung dient dazu, den Geist zu beruhigen und den Körper auf die kommenden Herausforderungen der nächsten Woche vorzubereiten.

Woche 3: Stressreduktion und Selbstfürsorge

Tag 15-21

Nachdem Sie sich in den ersten beiden Wochen auf die Bestandsaufnahme Ihrer Symptome und die Optimierung Ihrer Ernährung konzentriert haben, widmen Sie sich nun dem Thema Stressreduktion und Selbstfürsorge. Stress kann Auswirkungen auf Ihre Schilddrüsenfunktion haben und Selbstfürsorge ist ein unverzichtbarer Bestandteil eines gesunden Lebensstils. Diese Woche werden Sie verschiedene Entspannungstechniken und Selbstfürsorge-Praktiken kennenlernen, die Ihnen helfen, Ihren Geist zu beruhigen und Ihren Körper zu revitalisieren.

Tag 15: Einführung in die Achtsamkeitsmeditation

Morgen (10 Minuten):

● Finden Sie einen ruhigen Ort, an dem Sie ungestört sind.

● Setzen Sie sich bequem hin und schließen Sie die Augen.

● Atmen Sie tief ein und aus und konzentrieren Sie sich auf Ihren Atem.

● Wenn Gedanken kommen, lassen Sie sie vorbeiziehen und kehren zu Ihrem Atem zurück.

● Führen Sie diese Übung für 10 Minuten durch.

Tag 16: Die Auswirkungen von Stress auf die Schilddrüse verstehen

Morgen (15 Minuten):

● Lesen Sie einen kurzen Artikel oder ein Kapitel aus diesem Buch, das die Auswirkungen von Stress auf die Schilddrüse erklärt.

● Notieren Sie sich die wichtigsten Punkte und wie Sie sie in Ihrem Alltag berücksichtigen können.

Tag 17: Selbstfürsorge durch ein Verwöhnritual

Abend (20 Minuten):

- Bereiten Sie ein entspannendes Bad mit ätherischen Ölen vor.
- Tauchen Sie für 15–20 Minuten ein und lassen Sie den Stress des Tages abfließen.

Tag 18: Progressive Muskelentspannung

Morgen (10 Minuten):

- Setzen oder legen Sie sich an einen ruhigen Ort.
- Beginnen Sie mit den Füßen und arbeiten Sie sich durch den Körper nach oben.
- Spannen Sie jede Muskelgruppe für 5 Sekunden an und lassen Sie dann los.
- Fühlen Sie den Unterschied in den Muskeln und genießen Sie die Entspannung.

Tag 19: Achtsames Essen

Mittag (20 Minuten):

- Setzen Sie sich zum Essen hin und eliminieren Sie Ablenkungen wie Fernsehen oder Handy.
- Essen Sie langsam und genießen Sie jeden Bissen.
- Achten Sie auf die Textur, den Geschmack und das Aroma der Nahrung.

Tag 20: Tiefenatmung

Abend (5 Minuten):

- Finden Sie einen ruhigen Ort und setzen Sie sich bequem hin.
- Atmen Sie tief durch die Nase ein, halten Sie den Atem für 4 Sekunden und atmen Sie dann langsam durch den Mund aus.
- Wiederholen Sie dies 5- bis10-mal.

Tag 21: Vorbereitung auf Woche 4

Abend (10 Minuten):

- Setzen Sie sich an einen ruhigen Ort und nehmen Sie fünf tiefe Atemzüge.
- Reflektieren Sie, welche Übungen dieser Woche für Sie am hilfreichsten waren.
- Notieren Sie sich, welche Techniken Sie in der nächsten Woche weiterhin anwenden möchten.

Diese Woche bietet Ihnen die Gelegenheit, verschiedene Techniken zur Stressreduktion und Selbstfürsorge auszuprobieren. Nutzen Sie diese Zeit, um herauszufinden, welche Methoden für Sie am effektivsten sind, und integrieren Sie sie in Ihren Alltag.

WOCHE 4: GEMEINSCHAFT UND PERSPEKTIVEN

Diese Woche steht ganz im Zeichen der Gemeinschaft und der Perspektiven für Ihre weitere Reise mit der Schilddrüsenunterfunktion. Es ist eine Sache, allein an sich zu arbeiten, aber eine ganz andere, sich mit anderen auszutauschen, die ähnliche Herausforderungen erleben. Dieser Austausch kann nicht nur emotional entlastend sein, sondern auch wertvolle Einblicke und Tipps bieten, die Sie vielleicht noch nicht in Betracht gezogen haben.

Beginnen Sie die Woche damit, sich einer Online-Community anzuschließen oder ein lokales Treffen für Menschen mit Schilddrüsenproblemen zu besuchen. Die Erfahrungen und Ratschläge, die Sie dort sammeln, können Gold wert sein.

Doch diese Woche geht es nicht nur um den Austausch mit anderen, sondern auch um die langfristige Perspektive Ihrer eigenen Reise. Setzen Sie sich Ziele, die über diesen 30-Tage-Plan hinausgehen. Vielleicht möchten Sie einen Halbmarathon laufen, eine bestimmte Diät ausprobieren oder einfach nur jeden Tag meditieren. Was auch immer Ihre Ziele sind, schreiben Sie sie auf und machen Sie einen Plan, wie Sie sie erreichen können. Selbstmotivation ist der Schlüssel und ein klarer Plan wird Ihnen helfen, auf dem richtigen Weg zu bleiben.

Gegen Ende der Woche ist es Zeit für einen Rückblick sowie einen Ausblick auf die nächsten Schritte.

• Was haben Sie in diesen 30 Tagen erreicht?

• Welche Veränderungen haben Sie in Ihrem Körper und in Ihrem Geist bemerkt?

Dies ist der Moment, um sich selbst auf die Schulter zu klopfen und stolz auf das zu sein, was Sie erreicht haben. Überlegen Sie, wie Sie die in diesem Monat erlernten Praktiken in Ihren Alltag integrieren können. Vielleicht möchten Sie einige der Übungen beibehalten oder sogar neue hinzufügen.

Nach dem 30-Tage-Plan: Ihr individueller Lebensstil

Sie haben es geschafft! Die 30 Tage sind vorüber und es ist Zeit, Bilanz zu ziehen. Welche Ziele haben Sie erreicht? Vielleicht haben Sie eine deutliche Verbesserung Ihrer Symptome festgestellt oder sind einfach nur stolz darauf, dass Sie sich die Zeit genommen haben, um sich selbst besser kennenzulernen. Was auch immer Ihre Erfolge sind, sie verdienen Anerkennung und sollten gefeiert werden. Sie sind ein Zeichen dafür, dass Veränderung möglich ist und dass Sie die Kontrolle über Ihre Gesundheit und Ihr Wohlbefinden haben.

Aber was kommt als Nächstes? Der 30-Tage-Plan mag vorbei sein, aber die Praktiken und Erkenntnisse, die Sie gewonnen haben, sind es nicht. Vielleicht haben Sie festgestellt, dass bestimmte Ernährungsgewohnheiten Ihre Symptome lindern oder dass spezielle Entspannungstechniken Ihnen helfen, besser mit Stress umzugehen. Diese Erkenntnisse sind wertvolle Werkzeuge, die Ihnen dabei helfen können, die Herausforderungen der Schilddrüsenunterfunktion langfristig zu managen.

Und schließlich geht es darum, selbstbestimmt und aktiv zu sein. Sie haben die Werkzeuge und das Wissen, um Ihren Lebensstil so zu gestalten, dass er Ihre Gesundheit und Ihr Wohlbefinden fördert. Vielleicht möchten Sie weiterhin Teil einer Community sein, die sich mit Schilddrüsenproblemen befasst, oder Sie planen, regelmäßige Arztbesuche einzuplanen, um Ihren Fortschritt zu überwachen.

Dies ist nicht das Ende, sondern vielmehr ein neuer Anfang. Ein Anfang, der mit der Gewissheit kommt, dass Sie die Fähigkeit haben, Ihre Gesundheit und Ihr Wohlbefinden positiv zu beeinflussen. Nutzen Sie diese Chance und machen Sie das Beste daraus.

Quellen

- „Störungen der Schilddrüse: Was man über die Schilddrüse wissen sollte. Störungen, Ursachen, Heilbehandlung, Warnung vor jodiertem Salz", von Bruker, Max Otto
- „Schilddrüse", von Christiane Kerschek